Bianca Daumann

MDMA und Hirnstoffwechsel

Bianca Daumann

MDMA und Hirnstoffwechsel

Sind die Folgen häufigen MDMA-Konsums MR-spektroskopisch nachweisbar?

Südwestdeutscher Verlag für Hochschulschriften

Impressum/Imprint (nur für Deutschland/only for Germany)
Bibliografische Information der Deutschen Nationalbibliothek: Die Deutsche Nationalbibliothek verzeichnet diese Publikation in der Deutschen Nationalbibliografie; detaillierte bibliografische Daten sind im Internet über http://dnb.d-nb.de abrufbar.
Alle in diesem Buch genannten Marken und Produktnamen unterliegen warenzeichen-, marken- oder patentrechtlichem Schutz bzw. sind Warenzeichen oder eingetragene Warenzeichen der jeweiligen Inhaber. Die Wiedergabe von Marken, Produktnamen, Gebrauchsnamen, Handelsnamen, Warenbezeichnungen u.s.w. in diesem Werk berechtigt auch ohne besondere Kennzeichnung nicht zu der Annahme, dass solche Namen im Sinne der Warenzeichen- und Markenschutzgesetzgebung als frei zu betrachten wären und daher von jedermann benutzt werden dürften.

Coverbild: www.ingimage.com

Verlag: Südwestdeutscher Verlag für Hochschulschriften GmbH & Co. KG
Heinrich-Böcking-Str. 6-8, 66121 Saarbrücken, Deutschland
Telefon +49 681 37 20 271-1, Telefax +49 681 37 20 271-0
Email: info@svh-verlag.de

Zugl.: Köln, Uni, Diss., 2011

Herstellung in Deutschland:
Schaltungsdienst Lange o.H.G., Berlin
Books on Demand GmbH, Norderstedt
Reha GmbH, Saarbrücken
Amazon Distribution GmbH, Leipzig
ISBN: 978-3-8381-3037-8

Imprint (only for USA, GB)
Bibliographic information published by the Deutsche Nationalbibliothek: The Deutsche Nationalbibliothek lists this publication in the Deutsche Nationalbibliografie; detailed bibliographic data are available in the Internet at http://dnb.d-nb.de.
Any brand names and product names mentioned in this book are subject to trademark, brand or patent protection and are trademarks or registered trademarks of their respective holders. The use of brand names, product names, common names, trade names, product descriptions etc. even without a particular marking in this works is in no way to be construed to mean that such names may be regarded as unrestricted in respect of trademark and brand protection legislation and could thus be used by anyone.

Cover image: www.ingimage.com

Publisher: Südwestdeutscher Verlag für Hochschulschriften GmbH & Co. KG
Heinrich-Böcking-Str. 6-8, 66121 Saarbrücken, Germany
Phone +49 681 37 20 271-1, Fax +49 681 37 20 271-0
Email: info@svh-verlag.de

Printed in the U.S.A.
Printed in the U.K. by (see last page)
ISBN: 978-3-8381-3037-8

Copyright © 2011 by the author and Südwestdeutscher Verlag für Hochschulschriften GmbH & Co. KG and licensors
All rights reserved. Saarbrücken 2011

-Dosis sola facit venenum-

Paracelsus 1538

Meinen lieben Eltern

Inhalt

1 **Einleitung und theoretischer Hintergrund** 5
   1.1 MDMA (Ecstasy) 6
      1.1.1. Vom kaiserlichen Patent zur illegalen Partydroge 6
      1.1.2 Epidemiologische Daten zum Konsum 10
      1.1.3 Pharmakologische Eigenschaften von MDMA 11
      1.1.4 Akutwirkung von MDMA 13
         1.1.4.1 Zentrale psychotrope Effekte 13
         1.1.4.2 Periphere Wirkmechanismen und somatische Risiken des Konsums 14
      1.1.6 Neurotoxische Langzeitfolgen durch MDMA-Konsum 15
         1.1.6.1 Tierexperimentelle Untersuchungen 15
         1.1.6.2 Relevanz für den Menschen? 18
   1.2 Begleitkonsum von Amphetaminen 26
   1.3 Begleitkonsum von Cannabis 29
   1.4 Protonenmagnetresonanzspektroskopie (^{1}H-MRS) 32
      1.4.1 Entwicklung der Methode und ihre Anwendung in vivo 32
      1.4.2 Quantifizierbare Metaboliten und ihre Bedeutung im Hirnstoffwechsel 34
      1.4.2 Anwendungen der Magnetresonanzspektroskopie in der Psychiatrie 36
      1.4.3 ^{1}H MRS bei Amphetamin- und Ecstasykonsumenten 39
   1.5 Ziele und Hypothesen 40

2 **Methodik** 42
   2.1 Probandenauswahl 42
   2.2 Fragebogen zum Konsumverhalten 44
   2.3 Protonenmagnetresonanzspektroskopie (^{1}H-MRS) 45
   2.4 Statistische Auswertung 48

3 **Ergebnisse** 51
   3.1 Demographische Merkmale und Substanzkonsum 51
   3.2 Befunde der ^{1}H-MRS 52
      3.2.1 Gruppenvergleich zwischen beginnenden und starken Konsumenten 53

    3.2.2   Korrelationen von Metaboliten mit Konsumparametern 53

4   Diskussion **59**

5   Zusammenfassung **81**

6   Literaturverzeichnis **84**

7   Verzeichnis der Abbildungen und Tabellen **115**

1 Einleitung und theoretischer Hintergrund

Synthetische Modedrogen aus der Gruppe der Stimulanzien vom Amphetamin-Typ (ATS) sind unter jungen Erwachsenen weit verbreitet. In Europa zählen ATS nach Cannabis zu den am häufigsten konsumierten illegalen Drogen (EMCDDA 2007), wobei der Konsum in der heutigen Zeit nicht auf eine problematische, sozial schlecht integrierte Gruppe von polyvalent Abhängigen beschränkt ist. Die Mehrzahl der ATS-Konsumenten ist sozial gut integriert und konsumiert Amphetamin und/oder MDMA unregelmäßig und erfüllt nicht die Kriterien für Missbrauch oder Abhängigkeit (Schuster et al. 1998). Besonders eng ist der Konsum von Ecstasy mit der Partyszene verbunden. Eine große Studie, bei der der Drogengebrauch von Besuchern von Techno-Veranstaltungen in sieben europäischen Metropolen untersucht wurde (Tossmann et al. 2001, n=3.503), berichtete für die Gruppe der 18- bis 21-jährigen (n=1567) von einer monatlichen Prävalenzrate von 30% für Ecstasy und 20% für Amphetamine, wobei der kombinierte Konsum der beiden Substanzklassen in dieser Altersklasse lediglich 3% betrug. Eine weitere US-amerikanische Untersuchung kam für Ecstasy sogar auf eine 30-Tages-Prävalenzrate von 51 % bei Technoclub-Besuchern (Yacoubian et al. 2003, n=70). Schließlich berichteten Engels und ter Bogt (2004), dass in den Niederlanden rund 58 % der Besucher von Rave-Partys (n=844) regelmäßig Ecstasy konsumieren.

Das Abhängigkeitspotential von Amphetamin wird geringer eingestuft als das von Kokain und Heroin, steigt jedoch bei intravenöser Gabe deutlich an. MDMA besitzt ein noch geringeres Abhängigkeitspotential, wenn auch von 15-20% der Ecstasy-Konsumenten ein regelmäßiger und unkontrollierter Gebrauch von 10 und mehr „Pillen" pro Event angegeben wird, entsprechend eines Missbrauchs oder einer Abhängigkeit. Der Konsum erfolgt bei MDMA zumeist in Pillenform, selten wird die Substanz auch in kristalliner Form angeboten. Amphetamin wird in der Regel als Pulver nasal konsumiert, kann aber auch per inhalationem, per os oder intravenös appliziert werden. Die psychotropen Effekte von MDMA und Amphetaminen werden hauptsächlich durch die Bindung an präsynaptische Monoamintransporter vermittelt und haben je nach Art des Konsums eine Dauer von 3 bis 8 Stunden. Tierexperimentelle Untersuchungen belegen, dass sowohl MDMA als auch Amphetamin ein neurotoxisches Potenzial besitzen (Green et al. 2003). Beim Menschen existieren erste, allerdings nicht konsistente Hinweise auf mögliche hirnstrukturelle Veränderungen bei Konsumenten (Volumenminderungen der grauen Substanz im Neo- und limbischen Kortex, niedrige Konzentrationen des neuralen Markers NAA in der ^{1}H-MRS und fMRT-Auffälligkeiten, Übersicht in: Gouzoulis-Mayfrank et al. 2009).

1.1 MDMA (Ecstasy)

1.1.1 Vom kaiserlichen Patent zur illegalen Partydroge

3,4-Methylendioxymethamphetamin (MDMA, Ecstasy, E) ist ein ringsubstituiertes Amphetaminderivat, das strukturell mit den Amphetaminen, den Halluzinogenen sowie mit den monoaminen Transmittern verwandt ist (Abbildung 1).

Obwohl MDMA erst in den 1980er Jahren zu einer der populärsten psychotropen Substanzen wurde, wurde sie bereits im frühen 20. Jahrhundert erstmalig von der deutschen Firma Merck synthetisiert. Die Verbindung entstand als Zwischenstufe bei der Herstellung des Hämostatins Methylhydrastinin und wurde in der entsprechenden Patentschrift 1912 lediglich als Summenformel aufgeführt (Abbildung 2). In Jahresbericht 1912 des wissenschaftlichen Labors der Firma Merck wird die Substanz als „Methysafrylamin" bezeichnet, aber entgegen der weithin geteilten Meinung, man habe sie als „Appetitzügler" auf den Markt bringen wollen, werden keine weitere Angaben zu ihrer Wirkung oder möglichen anderen Anwendungsgebieten als der Synthese von Methylhydrastinin gemacht. Das Kaiserliche Patent wurde am 24.12.1912 erteilt.

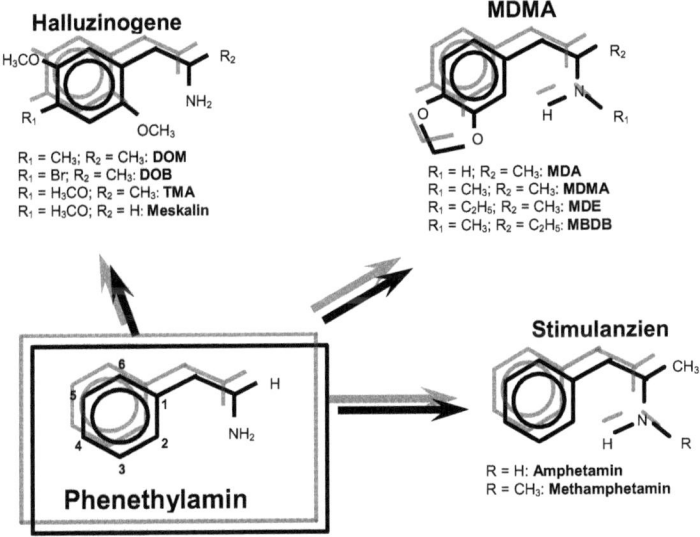

Abbildung 1 Strukturformeln von MDMA und anderen Substanzen der MDMA-Gruppe und chemische Verwandtschaft mit Stimulanzien und Halluzinogenen

Erste pharmakologische Untersuchungen an MDMA wurden erst 1927 von der Firma Merck gemacht, da man eine strukturelle Ähnlichkeit zu Ephedrin und Adrenalin festgestellt hatte. Untersucht wurden die Effekte der Substanz auf den Glukosehaushalt und die glatte Muskulatur von Uterus und Gefäßen sowie ihre Toxizität. Die Untersuchung wurde aus Kostengründen eingestellt, die Ergebnisse nie veröffentlicht. 1959 wurde MDMA erneut von Merck zur Toxizität untersucht, bekannt geworden über diese Untersuchung ist lediglich der Umstand, dass die Substanz nicht am Menschen getestet wurde (Freudenmann et al. 2006).

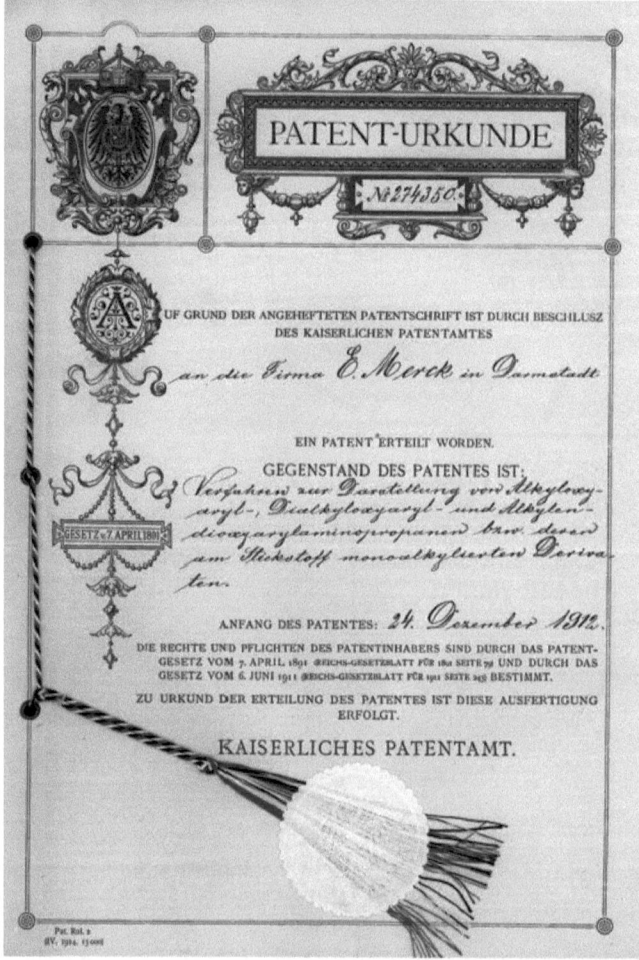

Abbildung 2 Patenturkunde Nummer 274350 aus dem Jahr 1912 Verfahren zur Darstellung von Alkyloxyaryl-, Dialkyloxyaryl- und Alkylendioxyarylaminopropanen bzw. deren am Stickstoff monoalkylierten Derivaten (aus Freudenmann et. 2006)

An der Universität Michigan testete das Militär der Vereinigten Staaten unter Geheimhaltung bereits 1953 MDMA und ähnliche Substanzen. Die Geheimhaltung wurde 1969 aufgehoben und die Ergebnisse 1973 veröffentlicht, dabei ging es v. a. um verhaltensrelevante und toxikologische Effekte der Substanz (Pentney 2001). Die erste wissenschaftliche Publikation über die Substanz stammt aus dem Jahr 1960 von den polnischen Chemikern Biniecki und Krajewski, sie beschreibt alternative Synthesemethoden von MDMA (Freudenmann et al. 2006). Der russischamerikanische Biochemiker und Pharmakologe Alexander Shulgin beschreibt als erster 1978 die psychotrope Wirkung von MDMA auf den Menschen, nachdem er durch den Bericht einer Studentin über ihre Erfahrungen mit MDMA aus Neugier die Substanz synthetisierte und im Selbstversuch testete (Shulgin und Nichols 1978). Aufgrund dieser Erfahrungen empfahl er die Substanz bereits 1977 dem Psychotherapeuten Leo Zeff. Dieser erkannte in MDMA ein großes therapeutisches Potential und bereiste mehrere Jahre die USA, um seinen Kollegen MDMA als Adjuvans im psychotherapeutischen Setting näher zu bringen. Zu Beginn der 80er Jahre fand MDMA unter dem Namen ADAM bereits in vielen Psychotherapiepraxen Verwendung (Pentney 2001). Etwa zur gleichen Zeit, 1977, wurde die Substanz in Großbritannien als „Schedule 1 drug" klassifiziert und somit illegal. In den USA erfreute sich MDMA wachsender Beliebtheit und da die Substanz noch „verkehrsfähig" war, wurde sie vor allem als „Partydroge" konsumiert. Der heute gebräuchliche Name „Ecstasy" ist bereits Anfang der 80er Jahre in den Medien bekannt gewesen und geht auf einen Drogendealer in San Francisco zurück, der sich den „Markennamen" einfallen ließ. Die Substanz fand ihren Weg zurück nach Europa hauptsächlich über amerikanische Touristen auf Ibiza, die dort in der erwachenden Elektro- und Clubszene „Ecstasy" populär machten. Die „Tanzdroge" wurde von DJs und europäischen Touristen weitergetragen, so dass Ibiza 1986 den Spitznamen „XTC Island" erhielt (Pentney 2001). Mitte 1985 klassifizierte die Drug Enforcement Administration (DEA) der Vereinigten Staaten MDMA zunächst temporär, dann dauerhaft aufgrund seines Suchtpotentials, der mangelnden klinischen Einsetzbarkeit und der Hinweise auf Neurotoxizität ebenfalls zur „Schedule 1 drug" (Pentney 2001, DEA 2008). Von der Suchtstoffkommission des

Wirtschafts- und Sozialrats der Vereinten Nationen wurde MDMA 1986 in den Anhang 1 über psychotrope Stoffe aufgenommen, im selben Jahr wurde die Substanz in der Bundesrepublik Deutschland in die Anlage 1 des Betäubungsmittelgesetzes aufgenommen und ist seitdem nicht mehr verkehrs- oder verschreibungsfähig.

1.1.2 Epidemiologische Daten zum Konsum

International ist von 1985 bis 2000 eine starke Zunahme des Konsums von „Ecstasy" zu verzeichnen. Laut World Drug Report der Vereinten Nationen von 2007 haben weltweit bereits 8,6 Millionen Menschen MDMA ausprobiert, über drei Millionen Menschen in Europa, was einem Anteil von 36 % entspricht. Von diesen 36% finden sich 90% der Konsumierenden in West- und Zentraleuropa. Hier liegt die Prävalenzrate in den letzten Jahren weitgehend stabil bei 0,9 % in der Altersgruppe der 15- 64-jährigen, während in den ost- und südosteuropäischen Ländern der Konsum deutlich zugenommen hat (UNDOC 2007). Das europäische „Monitoring Center on Drugs and Drug Addiction" nimmt an, dass mehr als eine Million Menschen jeden Monat MDMA konsumieren, in England sollen bis zu 500 000 junge Erwachsene an jedem Wochenende „Ecstasy" konsumieren (EMCDDA 2007). In den USA sind die Prävalenzraten in verschiedenen Altersgruppen (Schulkinder, Studenten, Erwachsene bis 45 Jahre) in den letzten drei Jahren angestiegen (Johnston et al. 2008a,b).

Insgesamt sind der Konsum von MDMA und seine möglichen Langzeitfolgen Themen von gesundheitsökonomischer und gesellschaftspolitischer Relevanz. Anders als z. B. Kokain, das zunächst als Medikament zugelassen wurde (McKim 2000) und später aufgrund des hohen Suchtpotentials wieder verboten wurde, fanden sich bei MDMA bereits sehr früh wie beschrieben Hinweise auf eine mögliche Toxizität. Dieser Verdacht in der Zusammenschau mit der sehr begrenzten klinischen Sicherheit und Einsetzbarkeit führte letztlich zum Verbot von MDMA. Daher ist es aufgrund des jungen Alters der Konsumenten besonders wichtig, das toxisches Potential besser verstehen und frühzeitig MDMA-induzierte Veränderungen benennen zu können, idealerweise bevor sich Einbußen bemerkbar machen (Übersicht von Parrott 2007).

1.1.3 Pharmakologische Eigenschaften von MDMA

MDMA hat sowohl periphere als auch zentralnervöse Effekte, die vornehmlich aus einer Interaktion mit dem monoaminergen System resultieren. Haupteffekt der Substanz ist eine verstärkte Freisetzung von Serotonin und, in geringerem Maß, auch Dopamin und Noradrenalin. MDMA ist, ebenso wie Serotonin, ein Substrat für den präsynaptischen Serotonintransporter (SERT) und gelangt über diesen in das Zytoplasma des Axonterminals (Rothmann et al. 2001). Hier führt MDMA zu einer fulminaten Freisetzung von Serotonin aus den intrazellulären Vesikeln in den synaptischen Spalt (Schmidt et al. 1987, Johnson et al. 1986). In neueren Untersuchungen wurden zwei Mechanismen postuliert, die zu einer Freisetzung führen. Zum einen bewirkt MDMA eine Umkehr der Transportrichtung des SERT, so dass Moleküle nun entlang des pH-Gradienten durch den Transporter aus der Zelle hinaus diffundieren können, zum anderen gelangt MDMA vermutlich durch einen weiteren Transporter an der Vesikelmembran (VMAT) in die Vesikel und führt durch erneute Umkehr der Transportrichtung von VMAT zu einer Freisetzung des gespeicherten Serotonins in das Zytoplasma, von wo erneut eine rasche Freisetzung in den synaptischen Spalt erfolgt (Berger et al. 1992, Wichems et al. 1995, Crespi et al. 1997, Gudelsky und Nash 1996, Azimitia et al. 1990, Baumann et al. 2005, Partilla et al. 2006). Am Dopamin (DAT)- und Noradrenalintransporter (NAT) wirkt MDMA inhibitorisch, jedoch weniger als am SERT, was vermutlich vor allem an seiner substituierten Ringstruktur liegt (Rothmann et al. 2001, Montgomery et al. 2007, Han und Gu 2006).

Über diese zentralen pharmakologischen Wirkungen hinaus findet man eine Blockade der Tryptophanhydroxylase (TPH), die eine limitierende Funktion bei der Serotoninsynthese einnimmt. Der Abbau des intrazellulären Serotonins durch die Monoaminoxidase B (MAO B) wird durch einen partiellen Antagonismus von MDMA am Enzym gehemmt (Übersicht von Capela et al. 2008). Durch einen agonistischen Effekt am 5-HT$_{2A}$-Rezeptor kommt es, wie bei den strukturverwandten Derivaten vom Mescalintyp, zum halluzinogenen Effekt von MDMA (Nichols 2004, Sadzot et al. 1989).

MDMA besitzt an allen der Subtypen der alpha-Adrenorezeptoren agonistische Wirkung, was die vegetativen Wirkungen erklärt. Der direkte Agonismus an H$_1$-Rezeptoren führt zu verstärkter Liberation von Acetylcholin (Battaglia et al. 1988, Lavelle et al. 1999, Fischer et al. 2000). Es bestehen noch eine Reihe z. T. noch unverstandene Interaktionen, die hier nicht weiter ausgeführt werden sollen. Abschließend bleibt noch zu erwähnen, dass MDMA eine hohe Affinität, nahezu genau so hoch wie zu SERT, zu zentralen nikotinergen Acetycholinrezeptoren (nAChR) hat und diese nach neueren Erkenntnissen eine zentrale Rolle im Prozess der Neurotoxizität und der Abhängigkeitsentwicklung spielen könnte (Garcia-Ratés et al. 2007).

Darüber hinaus hat MDMA modulierende Wirkungen auf das Immunsystem, es lassen sich immunsuppressive und neuroendokrine Effekte nachweisen (Connor 2004). Die Anzahl der T-Helferzellen (CD4) verringert sich, während die Zahl der natural killer (NK)-Zellen ansteigt, ein Umstand, der für eine Immunsuppression spricht. Gleichzeitig steigt die Konzentration adrenokortikotroper Hormone wie Cortisol deutlich an (Pacifici et al. 2001). Insgesamt ist der Organismus durch die Veränderung der Immunlage deutlich weniger immunkompetent, die Immunantwort auf Infektionen bleibt aus oder ist abgeschwächt.

1.1.4 Akutwirkung von MDMA

1.1.4.1 Zentrale psychotrope Effekte

Die vornehmlich serotonerge Wirkung ist Hinweis auf die vielgestaltigen Effekte der Substanz. Das serotonerge System hat seinerseits vielfältige modulierende Einflüsse und die hauptsächlich in den Raphekernen liegenden Zellkörper projizieren nahezu in alle Hirnareale (Jacobs und Azmitia 1992). Da Strukturen wie der Hippokampus und die Mandelkerne sowie der frontale und präfrontale Kortex besonders viele serotonerge Projektionsbahnen besitzen (Baumgarten und Aghajanian 1997, Jacobs und Azmitia 1992), stehen bei der psychotropen Wirkung von MDMA die affektiv-interpersonellen Effekte im Vordergrund. Diese sind neben einer allgemeinen Stimulierung und Euphorisierung Gefühle von intensiver Nähe zu anderen Menschen, erhöhte Kontakt- und Kommunikationsbereitschaft und sowie eine verbesserte Introspektionsfähigkeit (Cohen 1995, Peroutka et al. 1988). Aufgrund dieser Empathie steigernden Wirkung wurde die Substanz als „Entaktogen" zunächst, wie zuvor erwähnt, in der Psychotherapie eingesetzt (Greer und Tolbert 1988, Nichols 1986). Halluzinogene Effekte wie vereinzelte audio-visuelle Wahrnehmungsstörungen (Hayner und McKinney 1986, Liester et al. 1992) und Amphetamin-ähnliche Wirkungen mit erhöhter Vigilanz und Leistungsbereitschaft sowie verstärktem Bewegungsdrang gehören in geringerem Ausmaß ebenfalls zum Spektrum der psychotropen Wirkungen von MDMA (Greer und Tolbert 1986, Peroutka et al. 1988). Weiterhin werden verschiedenen unerwünschte Effekte wie dysphorische oder sogar depressive Verstimmungen, Angst und Unruhe, Libidostörungen, Schlaf- und Konzentrationsstörungen in der Akutphase des Konsums berichtet (Liester et al. 1992, Whitaker-Azmitia und Aronson 1989).

1.1.4.2 Periphere Wirkmechanismen und somatische Risiken des Konsums

Durch die genannten pharmakologischen Wirkungen kann es unter MDMA-Konsum auch zu schwerwiegenden akuten oder subakuten somatischen Effekten kommen. Es werden Erhöhungen von Blutdruck und Herzfrequenz, Palpitationen, Schwitzen und Nausea beschrieben, aber auch Kieferklemme (Trismus) und Zähneknirschen (Bruxismus) können auftreten. Eine Vasokonstriktion und Tonuserhöhung der Skelettmuskulatur geht häufig mit einer Hyperreflexie einher (Vollenweider et al. 1998, Cohen und Cocores 1997, Liechti und Vollenweider 2000). Zusätzlich wird die Thrombozytenaggregation und die Blutgerinnung begünstigt (Li et al. 1997, Schmoldt 1999). Bei Todesfällen zeitnah zum Konsum von MDMA zeigten sich im Vorfeld häufig einem Serotoninsyndrom ähnliche Symptome wie Hyperthermie, Rhabdomyolyse und eine Gerinnungsstörungen mit Multiorganversagen (z. B. Kunitz et al. 2003). MDMA erhöht nachweislich die Körperkerntemperatur, die daraus resultierende Hyperthermie stellt eine der gefährlichsten physiologischen Akutwirkungen der Substanz dar. Anders als bei Ratten erhöht MDMA bei Menschen auch unabhängig von der Umgebungs- die Körperkerntemperatur. Dabei wird eine zentrale Thermoregulationsstörung durch MDMA die Umgebungsvariablen während des Konsums (heiße Räume, Dehydrierung, übermäßige körperliche Anstrengung) aber noch verstärkt (de la Torre et al. 2000, Vollenweider et al. 1998, Liechti und Vollenweider 2000). Durch die o. g. Wirkung auf das Gerinnungs- und Kreislaufsystem besteht in der Summe daher ein Risiko für eine dissiminierte intravasale Koagulation (DIC) und weitere, schwerwiegende somatische Ereignisse wie Hirninfarkte und -blutungen aber auch Myokardinfarkte (Chadwick et al. 1991, Hayner und McKinney 1986, Henry et al. 1992). Diese Komplikationen sind dramatisch, aber glücklicherweise angesichts der weiten Verbreitung von MDMA eher selten und treten sowohl bei erstmaligen als auch bei regelmäßigem Konsum auf.

1.1.6 Neurotoxische Langzeitfolgen durch MDMA-Konsum

1.1.6.1 Tierexperimentelle Untersuchungen

Als langfristige Folge eines regelmäßigen Konsums von MDMA wird diskutiert, ob es durch den Konsum zu toxischen Schädigungen im Zentralnervensystem kommen kann. Diese Annahme basiert vor allem auf tierexperimentellen Nachweisen anhaltender neurotoxischer Hirnschädigungen nach hochdosierter Verabreichung von MDMA.

Tierexperimentelle Untersuchungen bei verschiedenen Spezies zeigen seit über 20 Jahren, dass MDMA in hohen Dosen und nach wiederholten Gaben anhaltende Veränderungen serotonerger Systeme im ZNS hervorruft. Es kommt zu einer Verarmung des Hirngewebes an 5-HT, seinem Hauptmetaboliten 5-Hydroxyindolessigsäure (5-HIAA) und der präsynaptischen Serotonintransporter (SERT), gleichzeitig wurde eine Konzentrationsabnahme von 5-HIAA im Liquor und sowie eine Aktivitätsminderung des Schrittmacherenzyms der Serotoninsynthese Tryptophanhydroxylase (TPH) im Hirngewebe beschrieben (Green et al. 2003). Diese lang anhaltenden Veränderungen nach MDMA-Gabe resultieren nach anatomisch histochemischen Untersuchungen aus einer toxischen Schädigung serotonerger Axonterminale im gesamten Gehirn. Bei Mäusen betreffen die toxischen Veränderungen das serotonerge *und* das dopaminerge System, bei allen übrigen bisher untersuchten Spezies einschließlich Primaten zeigt MDMA selektive Neurotoxizität am serotonergen System. Die Zellkörper der serotonergen Neurone liegen in den Raphekernen des Mittelhirns und projizieren mittels ihrer Axone in praktisch jedes Hirnareal. Der Grad der serotonergen Innervation ist jedoch unterschiedlich für die verschiedenen Regionen, wobei der Hippokampus, die Basalganglien, der Thalamus, die Substantia Nigra, die Amygdala und die primär sensorischen Rindenareale vergleichsweise dichte Projektionen aus den Raphekernen erhalten (Jacobs und Azmitia 1992). Bei Ratten, der am umfangreichsten untersuchten Spezies, findet sich ein Jahr nach der MDMA-Exposition eine vollständige

Restitution der serotonergen Innervation in den meisten Regionen, allerdings fanden manche Studien eine inkomplette Regeneration serotonerger Axone im Hippokampus und einigen Rindengebieten sowie eine überschießende Regeneration im Hypothalamus. Manche Spezies zeigen stärkere neurotoxische Effekte durch MDMA als andere, wobei Primaten besonders vulnerabel hinsichtlich des Ausmaßes als auch der Persistenz der neurotoxischen Veränderungen zu sein scheinen. Im Vergleich zu Ratten führen bei Primaten bereits geringere MDMA-Dosen zu ausgeprägterer Serotonindepletion, zusätzlich scheint die Regeneration der geschädigten Axonterminale nur partiell zu sein (Green et al. 2003, Capela et al. 2008). Bei einer Primatenstudie ließen sich sogar noch sieben Jahre nach der MDMA-Exposition deutliche Veränderungen nachweisen, man fand in den meisten kortikalen Hirnarealen und im Hippokampus lediglich schwach ausgeprägte regenerative Vorgänge, während in subkortikalen Strukturen überschießende und aberrierende Reinnervationsmuster nachgewiesen wurden (Abbildung 3, Hatzidimitriou et al 1999).

Zusammenfassend gelten die langfristigen neurotoxischen Effekte von MDMA im Tierexperiment als gesichert. Oxidativer Stress mit Bildung freier Radikale scheinen hinsichtlich des toxischen Mechanismus eine Schlüsselrolle zu spielen. Wichtig ist, dass hohe Umgebungstemperaturen die neurotoxischen Effekte von MDMA auf das serotonerge System verstärken (Green et al 2003, Capela et al. 2008).

Bei der Betrachtung der möglichen funktionellen Auswirkungen neurotoxischer MDMA-Effekte sollte die komplexe Rolle von Serotonin im Gehirn berücksichtigt werden. Neben seiner Funktion als Neurotransmitter spielt Serotonin als Neuromodulator für die „Feinabstimmung" und Stabilisierung der Transmission in den neuronalen Netzwerken vieler funktioneller Systeme eine wichtige Rolle, ohne jedoch für die Erhaltung der basalen Funktion in einzelnen Bereichen erforderlich zu sein. Darüber hinaus hat Serotonin trophische Effekte, indem es generell die Neuroplastizität und auch die Neurogenese im Hippokampus stimuliert (Azmitia 2007).

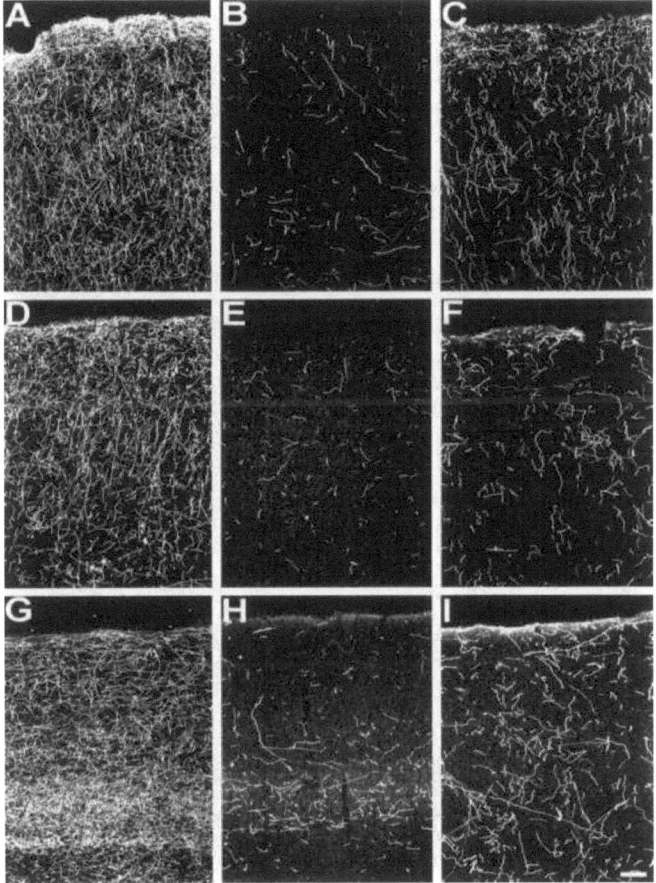

Abbildung 3 Verändertes serotonerges Innervationsmuster im mit MDMA behandelten Affenhirn. Darstellung serotonerger Axone in sagittaler Schnittführung im frontalen, parietalen und primär-visuellen Kortex eines Kontrollaffen (A, D und G), eines Affen, der zwei Wochen zuvor mit MDMA behandelt wurde (B, E und H) und eines Affen, der sieben Jahre zuvor behandelt wurde (C, F und I) (aus Hatzidimitriou et al. 1999)

Schließlich hat Serotonin als potenter Vasokonstriktor eine wichtige Funktion bei der Regulation des Blutflusses im Gehirn. Interessanterweise lassen sich nach einer ausgedehnten Läsion des serotonergen Systems keine groben, leicht beobachtbaren Veränderungen im Verhalten von Versuchstieren nachweisen. Nur durch den Einsatz spezieller behavioraler Testverfahren und/oder pharmakologischer Belastungstests können subtilere funktionelle Störungen wie eine verstärkte Angstreaktion und Gedächtnisdefizite aufgedeckt werden. Demnach müssten die funktionellen Auswirkungen potenziell neurotoxischer Effekte von MDMA bei Konsumenten nicht unbedingt auf den ersten Blick erkennbar sein. Dennoch könnten subtile Einschränkungen in kognitiven und emotionalen Bereichen die Entwicklung junger Menschen sowohl in sozialer als auch in beruflicher Hinsicht durchaus beeinträchtigen.

1.1.6.2 Relevanz für den Menschen?

Angesichts der starken Verbreitung von MDMA stellt sich die Frage, ob die tierexperimentellen Daten zur Neurotoxizität von MDMA Relevanz für den Menschen haben könnten. Über Monate und Jahre persistierende, eindeutig neurotoxische Schäden wurden bisher nur nach wiederholter Verabreichung von MDMA innerhalb weniger Tage beschrieben. Die niedrigste MDMA-Dosis, bei der im Primatenhirn solche langfristigen neurotoxischen Schäden nachgewiesen wurden, liegt bei 5mg/kg s. c. 2 x täglich über vier Tage, d.h. insgesamt 40mg/kg Körpergewicht parenteral (McCann und Ricaurte 2004). Im Vergleich hierzu nehmen die meisten MDMA-Konsumenten 1 bis 4 x im Monat jeweils am Wochenende eine bis zwei Tabletten MDMA mit einer Dosis von 75 - 125 mg MDMA peroral ein (Gouzoulis-Mayfrank und Daumann 2006), womit die tierexperimentellen Dosen deutlich höher sind als die eines durchschnittlichen Konsumenten. Allerdings kann die typische Konsumentendosis durchaus in die Nähe der tierexperimentellen Dosen rücken, wenn man nach Formeln rechnet, die zur Ermittlung von Äquivalenzdosen unter verschiedenen Spezies Körpermasse und -oberfläche berücksichtigen (Green et al. 2003). Darüber hinaus wäre es vorstellbar, dass die kumulativ eingenommenen Dosen bei chronischem Konsum ähnliche neurotoxische Veränderungen beim Menschen hervorrufen wie die höheren, innerhalb eines kurzen Zeitraumes verabreichten tierexperimentellen Dosen, und dass zusätzlich neurotrophische und zerebrovaskulär bedingte Veränderungen hinzu kommen. Ohnehin sind die Dosen bei einer Untergruppe von starken Konsumenten durchaus mit den tierexperimentellen Dosen vergleichbar, denn etwa 10-20% der MDMA-Konsumenten scheinen eine süchtige Entwicklung zu durchlaufen, wobei sie mehrmals in der Woche bis fast täglich und im Rahmen von Tanzveranstaltungen bis zu 10 oder mehr Tabletten pro Abend konsumieren. Die typischen Begleitumstände des MDMA-Konsums könnten eine Potenzierung der neurotoxischen Effekte von MDMA mit sich bringen, da der Konsum überwiegend während Großveranstaltungen in überhitzten Räumen bei exzessiver körperlicher Belastung und unzureichender Flüssigkeitszufuhr stattfindet, was im Tierexperiment zu einer Verstärkung der Neurotoxizität durch MDMA geführt hat (Green et al 2003, Capela et al. 2008). Zudem besteht neben dem MDMA-Konsum häufig ein Begleitkonsum mit anderen Substanzen. Zusammenfassend erscheint es plausibel, dass die tierexperimentellen Daten relevant für den Menschen sein könnten und dass MDMA-Konsumenten in Abhängigkeit vom Ausmaß ihres Konsums sich der Gefahr einer toxischen Hirnschädigung aussetzen.

Zu dieser Annahme passen die Ergebnisse einer Reihe von Querschnittuntersuchungen, die eine niedrigere Konzentration von 5-HIAA im Liquor von MDMA-Konsumenten im Vergleich zu Kontrollgruppen nachgewiesen haben. Ebenfalls wurde mittels PET und SPECT mit SERT-Liganden eine geringere SERT-Dichte bzw. -Besetzung in kortikalen und/oder subkortikalen Hirnregionen im Vergleich zu Kontrollgruppen demonstriert (Gouzoulis-Mayfrank und Daumann 2006). Allerdings könnte es sich hierbei um transiente Effekte handeln, da die SERT-Verfügbarkeit bei längerfristig abstinenten, ehemaligen Konsumenten in der Größenordnung der Kontrollgruppen lag. Zudem zeigte sich bei einer Längsschnittstudie mit molekularem Imaging eine Normalisierung der SERT-

Verfügbarkeit nach Reduktion des Konsums (Buchert et al 2006). Mit Routine-Bildgebungsmethoden ließen sich bisher keine Veränderungen im Sinne einer globalen Hirnvolumenminderung, regionaler Atrophien oder ischämischer Läsionen feststellen. Allerdings fanden einzelne Studien mit feineren Methoden der MR-Spektroskopie und MR-Volumetrie niedrigere Konzentrationen von neuralen und höhere Konzentrationen von Glia-Markern im Hirngewebe (Chang et al. 1999, Reneman et al. 2002, Daumann et al. 2004b), sowie eine niedrigere Dichte der grauen Substanz in kortikalen Regionen (Cowan et al. 2003). Zwei neuere, multimodale Bildgebungsstudien mit größeren Stichproben, davon eine mit einem prospektiven Design, demonstrierten ebenfalls Auffälligkeiten, die als anhaltende Effekte des MDMA-Konsums auf die Mikrozirkulation und die axonale Integrität in bestimmten Hirnregionen (Globus pallidus, Putamen, Thalamus) interpretiert werden könnten (De Win et al. 2008a und 2008b). Zusammenfassend liegen bislang keine Beweise, aber immerhin Hinweise auf mögliche toxische Veränderungen im Gehirn von MDMA Konsumenten vor (Gouzoulis-Mayfrank und Daumann 2009).

Die konsistentesten Befunde betreffen die kognitiven Funktionen und hier vor allem die mnestischen Leistungen. Bislang liegen über 50 Publikationen aus Querschnittuntersuchungen zu kognitiven Leistungen von MDMA-Konsumenten und Kontrollgruppen vor (Übersichten in: Gouzoulis-Mayfrank und Daumann 2006,2009). Die frühen Studien hatten überwiegend einen explorativen Charakter und setzten umfassende, standardisierte Testbatterien ein. Dabei zeigten sich im Allgemeinen unauffällige Leistungen bei der psychomotorischen Geschwindigkeit und bei einfachen Aufmerksamkeitsaufgaben. Auch hinsichtlich komplexerer Aufmerksamkeitsleistungen, Interferenz und Wortflüssigkeit wurden nur vereinzelt Auffälligkeiten beschrieben, wohingegen wiederholt relative Defizite der mittelfristigen Merkfähigkeit und Lernleistung für verbales und figurales Material und teilweise auch relative Defizite des Arbeitsgedächtnisses in Abhängigkeit vom Ausmaß des Konsums gefunden wurden. Zusätzlich wiesen die MDMA-Konsumenten in manchen Studien schlechtere Leistungen als die Kontrollgruppen in komplexen Aufmerksamkeits- und Problemlöseaufgaben bzw. in Tests zentraler exekutiver Funktionen auf.

In den späteren, gezielt auf das Gedächtnis fokussierenden Querschnittuntersuchungen wurden die relativ schlechten Leistungen hinsichtlich Merkfähigkeit und Lernen zumindest bei starken MDMA-Konsumenten fast immer bestätigt. Die Gruppenunterschiede zeigten sich in der Mehrzahl der Studien nicht nur im Vergleich zu nicht konsumierenden Kontrollprobanden, sondern auch im Vergleich zu polyvalenten Konsumenten anderer Drogen. In den meisten Studien wurden nur bei stärkeren MDMA-Konsumenten auffällige Befunde erhoben, während moderate Konsumenten mit geschätzten Kumulativdosen von 10 bis 80 MDMA-Pillen ein ähnliches Leistungsniveau wie die Kontrollgruppen aufweisen. Unlängst wurden auch eine hohe Inkonsistenz bei der Reproduktion des Gelernten und eine starke retroaktive Interferenz beschrieben und als Hinweis auf eine frontale Dysfunktion als (Teil-)Ursache der Gedächtnisprobleme bei MDMA-Konsumenten interpretiert (Quednow et al. 2006a).

Über die Gedächtnisstörungen hinaus wurden in einigen, jedoch nicht allen Studien relative Defizite frontal-exekutiver Leistungen (z.B. beim Wisconsin Card Sorting Test = WCST) und des Arbeitsgedächtnisses berichtet. Bei (noch) regelrechter Performanz zeigten zwei f-MRT-Studien Verschiebungen des Aktivierungsmusters im Arbeitsgedächtnisnetzwerk im Sinne einer stärkeren parietalen Aktivierung, einer geringeren Deaktivierung im Hippocampus und einer geringeren frontalen Aktivierung (Daumann et al. 2003, Jacobsen et al. 2004). Ebenfalls fanden manche Gruppen mittels behavioraler Tests wie der Matching-Familiar-Figures-Test, der Go/No-Go- und der Gambling Task in Kombination mit den Scores psychometrischer Instrumente Hinweise auf eine erhöhte kognitive Impulsivität (Morgan 1998, Morgan et al. 2006, Quednow et al. 2006b). In diesem Bereich sind jedoch die Ergebnisse deutlich weniger konsistent.

Darüber hinaus zeigen die tierexperimentellen Studien, dass die neurotoxischen Effekte von MDMA auf das serotonerge System gerade im Hippokampus besonders ausgedehnt und langanhaltend sind (Hatzidimitriou et al. 1999), und es ist bekannt, dass Serotonin eine stimulierende Wirkung auf die Neurogenese im Hippokampus aufweist (Azmitia 2007). Vereinbar mit der Vorstellung der hippokampalen Strukturen als Prädilektionsstelle für die MDMA-Toxizität ist der Befund eines tendenziell niedrigen N-Acetylaspartat/Kreatin-Quotienten (NAA/Cr) im Hippokampus, aber nicht im Neokortex von MDMA-Konsumenten (Daumann et al. 2004b). Schließlich zeigte eine neuere fMRT-Studie mit einem Assoziationslernparadigma eine verminderte hippokampale, aber regelrechte neokortikale Aktivierung (Daumann et al. 2005). Dieser Befund und die Annahme einer besonderen Vulnerabilität des Hippokampus schließen jedoch nicht aus, dass eine zusätzliche Dysfunktion frontaler Hirnregionen zu dem Gedächtnisdefizit bei MDMA-Konsumenten beiträgt (Quednow et al. 2006a). Hierzu stehen Ergebnisse einer kleinen Pilotstudie mit MR-Spektroskopie in Einklang, die eine Assoziation schlechter Merkfähigkeitsleistungen mit niedrigem NAA/Cr-Quotienten im präfrontalen Kortex bei 8 MDMA-Konsumenten fanden. Dieser Befund könnte als Hinweis auf einen dem kognitiven Leistungsabfall zugrundeliegenden neurotoxischen Prozess gewertet werden (Reneman et al. 2001a). In die gleiche Richtung gehen auch die Ergebnisse von Bolla et al. (1998), die eine Assoziation zwischen schlechter Gedächtnisleistung und niedriger Konzentration von 5-HIAA, eines Metaboliten beim Abbau von Serotonin, im Liquor fanden. Das weitgehend konsistente Muster von schlechten mnestischen Leistungen in Abhängigkeit vom Ausmaß des MDMA-Konsums ist vereinbar mit der Vorstellung, dass die Gedächtnisprobleme eine Folge des MDMA-Konsums sind und mit den neurotoxischen Effekten der Droge zusammenhängen. Dass andere kognitive Leistungen weniger stark oder weniger konsistent beeinträchtigt sind, könnte dadurch erklärt werden, dass die für das Gedächtnis relevanten hippokampalen Strukturen besonders vulnerabel für die neurotoxischen Wirkungen von MDMA sind (Fox et al. 2002, Gouzoulis-Mayfrank et al. 2003). Dies wiederum ist ohne Weiteres vorstellbar, zumal der Hippokampus generell auf verschiedene Noxen empfindlicher als andere Hirnregionen reagiert.

In der Zusammenschau ergibt die Mehrzahl der Studien einen dringenden Verdacht auf neurotoxische Schäden durch MDMA mit resultierenden Gedächtnisdefiziten. Allerdings zeigen die Untersuchungen nicht, dass der durchschnittliche MDMA-Konsument kognitive Einschränkungen in klinisch relevantem Ausmaß aufweist. Solche ausgeprägten Fälle sind die Ausnahme. Üblicherweise erscheinen selbst starke Konsumenten auf den ersten Blick unauffällig und sie nehmen auch selbst überwiegend keine Alltagsdefizite wahr. Erst eine differenzierte neuropsychologische Testung vermag die relativen Leistungsdefizite im Vergleich zu den Kontrollgruppen aufzudecken. Folglich könnte die praktische Relevanz der Studiendaten bezweifelt werden, worin aber möglicherweise die größte Gefahr liegt. Denn wenn die Defizite subtil sind nur langsam progredient, könnten sie über einen langen Zeitraum unentdeckt bleiben, bis sich, möglicherweise erst nach vielen Konsumjahren, klinisch relevante Defizite entwickeln. Darüber hinaus ist denkbar, dass die überwiegend subtilen kognitiven Defizite von MDMA-Konsumenten in Verbindung mit den normalen Hirnalterungsprozessen zu einer späteren Akzentuierung und/oder Vorverlagerung altersassoziierter kognitiver Einschränkungen beitragen könnten.

Zweifelsohne haben vor allem die relativ frühen Studien methodische Mängel, die die Interpretierbarkeit der Ergebnisse einschränken (Lyvers 2006, Gouzoulis-Mayfrank und Daumann 2006). So weisen die MDMA-Konsumenten z. T. auch einen stärkeren Konsum anderer Drogen im Vergleich zu den Kontrollgruppen auf. Ferner wurde in manchen Untersuchungen die Abstinenzdauer am Untersuchungstag nicht erfasst oder sie betrug nur wenige Tage, so dass die Ergebnisse nicht unbedingt Ausdruck eines langanhaltenden neurotoxischen Schadens sein müssen sondern vielmehr einem subakuten Substanzeffekt zugeschrieben werden können. Hinsichtlich der Bedeutung des Konsums anderer Substanzen sprechen einzelne

Studien dafür, dass Cannabis eine wichtigere Rolle als MDMA für die Entwicklung der kognitiven Defizite spielen könnte. Die Mehrheit der Untersuchungen spricht aber entweder für einen additiven Effekt beider Substanzen oder für eine deutlich wichtigere Rolle des MDMA-Konsums insbesondere hinsichtlich der mnestischen Defizite (Fisk et al. 2006, Gouzoulis-Mayfrank und Daumann 2006). Schließlich müssen aber auch methodenimmanente Probleme berücksichtigt werden, die selbst bei maximaler Sorgfalt in der Studiendurchführung nicht überwunden werden können, z. B. die genaue chemische Zusammensetzung der MDMA-Pillen betreffend. Ferner müssen Auffälligkeiten bzw. Gruppenunterschiede zu Ungunsten der MDMA-Konsumenten nicht zwangsläufig Konsumfolge sein, sie könnten ebenso eine vorbestehende Eigenschaft bzw. Trait widerspiegeln, die möglicherweise zum Konsum bzw. zum starken Konsum von MDMA prädisponiert.

Als erster Schritt in Richtung einer höheren Aussagekraft wurden Studien mit aktuellen und langfristig abstinenten ehemaligen Konsumenten publiziert. In keiner Untersuchung wurden bessere Leistungen bei den ehemaligen im Vergleich zu den aktuellen MDMA-Konsumenten beschrieben (Übersicht in: Gouzoulis-Mayfrank und Daumann 2009). Vielmehr schnitten sogar in den meisten Studien die ehemaligen schlechter als die aktuellen Konsumenten ab. Es wurde argumentiert, dass das MDMA-bedingte Defizit sich möglicherweise erst mit Verzögerung entwickelt, allerdings fehlt hierfür eine überzeugende Erklärung. Ehemalige Konsumenten berichteten z. T. von höheren Kumulativdosen als die aktuellen Konsumenten, was eher für das zunächst kontraintuitiv erscheinende Ergebnis verantwortlich sein könnte. Darüber hinaus ist es denkbar, dass die ehemaligen Konsumenten auch unabhängig von der Kumulativdosis eine stärkere, möglicherweise genetisch bedingte, Vulnerabilität hinsichtlich kognitiver Langzeitauswirkungen des MDMA-Konsums aufwiesen und deswegen bei subjektiver Wahrnehmung der Leistungsverschlechterung den

Konsum einstellten. Daten, die diese grundsätzlich plausible Hypothese stützen, liegen jedoch bisher nicht vor.

Eindeutigere Aussagen könnten von Längsschnittstudien erwartet werden, die wenigen bisher veröffentlichten Untersuchungen kommen jedoch zu widersprüchlichen Ergebnissen. Eine kleine Studie mit 15 Konsumenten konnte die erwarteten Befunde einer weiteren Verschlechterung der Gedächtnisleistung nach fortgesetztem Konsum und einer Besserung nach längerer Abstinenz nachweisen (Zakzanis et al. 2001). Drei weitere Studien mit zum Teil größeren Probandenzahlen konnten diese Befunde aber nicht replizieren und fanden im Wesentlichen stabile kognitive Leistungen unabhängig vom Konsumverhalten in der Follow-up-Periode (Gouzoulis-Mayfrank et al. 2005, Thomasius et al. 2006, de Sola et al. 2008). Somit blieb die Frage nach dem kausalen Zusammenhang zwischen MDMA-Konsum und relativen kognitiven Defiziten nach den Ergebnissen der Längsschnittstudien offen. Neben den möglichen Effekten anderer Drogen und ggf. anderer mit dem Konsum assoziierter Faktoren des Lebensstils müssen vor allem mögliche vorbestehende, neurobiologische Auffälligkeiten im Sinne von Traits berücksichtigt werden. Letztlich kann die Frage nach den Auswirkungen des MDMA-Konsums auf die Kognition nur im Rahmen von Prospektivstudien konsequent bearbeitet werden.

Erstmalig wurde ein prospektives Studiendesign im Rahmen der niederländischen XTC Toxicity-Studie umgesetzt (Schilt et al. 2007). Hier wurde eine große Zahl von jungen Besuchern von Coffeeshops rekrutiert, die bisher noch keine Erfahrungen mit anderen illegalen Drogen außer Cannabis hatten. Diese Risikopersonen wurden zur Baseline neuropsychologisch untersucht und über eine Follow-up-Periode von 36 Monaten nachverfolgt. Innerhalb dieser Zeit kam es bei 58 Personen zum Konsum von MDMA, der allerdings überwiegend sehr moderat ausfiel (mittlere Kumulativdosis 3,2 Tabletten). Im Wesentlichen blieben die kognitiven Leistungen unverändert, bei den Personen mit beginnendem MDMA-Konsum konnte jedoch, anders als bei den restlichen Probanden, keine Besserung der verbalen Gedächtnisleistung im Test-/Retestvergleich festgestellt werden (Schilt et al. 2007). Dieser wichtige Befund könnte auf subtile Beeinträchtigungen der mnestischen Funktionen bereits nach minimaler MDMA-Exposition hindeuten. Weitere Ergebnisse zu den Auswirkungen eines häufigeren MDMA-Konsums werden in Kürze von der Kölner Studie Mixed-Up erwartet, die beginnend im Jahr 2007 eine Hochrisikostichprobe von 150 Personen mit ersten, wenigen MDMA-Erfahrungen untersuchte und über einen Follow-Up Zeitraum von 24 Monaten nachverfolgte.

1.2 Begleitkonsum von Amphetaminen

Unter dem Straßennamen „Speed" werden vollsynthetische Amphetamine und Methamphetamine (Stimulanzien) zusammengefasst. Aus dem Drogen- und Suchtbericht der Drogenbeauftragten der Bundesregierung vom Mai 2009 lassen sich dem MDMA-Konsum vergleichbare Prävalenzraten entnehmen (Bundesministerium für Gesundheit 2009). Demnach haben 5,9% der Personen im Alter zwischen 18 und 24 Jahren mindestens einmal Amphetamine konsumiert. Die Prävalenzwerte für die letzten 12 Monate liegen in der Altersgruppe der 18- bis 24-Jährigen bei 3,1%. Auch das Einstiegsalter ist mit 17,6 Jahren vergleichbar. Ebenso ist der Konsum von Amphetaminen in der Subgruppe von Techno-Clubbesuchern deutlich erhöht. Tossmann et al. (2001) berichten in ihrer großen, bereits angeführten Studie von einer Lebenszeitprävalenz von etwa 45%.

Amphetaminstimulanzien wirken akut hauptsächlich über indirekte dopaminerge (weniger stark auch serotonerge) Mechanismen im ZNS (vermehrte Freisetzung und Blockade der Wiederaufnahme von Dopamin > Serotonin). Bereits seit den 70er Jahren ist bekannt, dass wiederholte Gaben von Amphetaminen im Tierexperiment zu neurotoxischen Schäden führen. Ähnlich wie nach MDMA-Konsum, kommt es auch nach Amphetaminen zu einer toxischen Degeneration von Axonterminalen im gesamten Gehirn. Neben einer Schädigung serotonerger tritt nach Amphetaminkonsum in noch stärkerem Maß eine Schädigung dopaminerger Axonendigungen auf, in deren Folge es zu einer Abnahme der Dopamin- und Serotoninkonzentration sowie der Dichte der Dopamin- und Serotonintransporter im Hirngewebe (Übersichten in: Seiden und Sabol 1996, McCann et al. 2000, Hanson et al. 2004). Die Datenlage hinsichtlich der funktionellen Auswirkungen eines längerfristigen Amphetaminkonsums ist im Verhältnis zum Kenntnisstand über MDMA derzeit noch eher spärlich, obwohl die Zahl der Publikationen steigend ist. Ergebnisse nuklearmedizinischer Studien sowie MR-Spektroskopische Untersuchungen an Speed-Konsumenten sprechen dafür, dass auch dieses im Tierversuch nachgewiesene neurotoxische Potenzial von Amphetaminen für Konsumenten relevant sein dürfte und die Veränderungen z. T. über lange Zeiträume persistieren könnten. Reduzierte DAT-Konzentrationen im Striatum wurden auch nach jahrelanger Abstinenz gefunden und waren assoziiert mit längerem Konsum in der Vorgeschichte (Übersicht von Gouzoulis-Mayfrank und Daumann 2006). Zwei größere MR-Studien mit 24 (Nordahl et al. 2005) bzw. 36 (Salo et al. 2007) abstinenten Methamphetamin-Konsumenten fanden auch nach jahrelanger Abstinenz niedrigere Konzentrationen des neuronalen Markers N-Acetyl-Aspartat (NAA) im anterioren Cingulum, andererseits wurden bei Konsumenten, die erst für einen relativ kurzen Zeitraum abstinent waren, deutlich erhöhte Werte für Choline/NAA gemessen, die sich nach einen Jahr Abstinenz wieder normalisierten. Es wurden atrophische Veränderungen im Cingulum und Hippokampus verbunden mit Volumenerweiterungen der weißen Substanz im Temporal- und Okzipitallappen und der Seitenventrikel bei -Amphetaminkonsumenten nachweisen (MRT mit cortical pattern matching, Thompson et al. 2004). Ferner wurde an einer sehr kleinen Stichprobe von MDMA- und Amphetaminkonsumenten mit Diffusions- und Perfusions-MR ein hoher Diffusionskoeffizient und ein hohes Volumen im Globus pallidus gefunden, die mit axonalen Schäden und

Vasodilatation durch Serotoninmangel vereinbar wären (Reneman et al. 2001a). Die bisher einzige ^{1}H-MRS-Studie mit Amphetaminkonsumenten ergab eine niedrige Konzentration des neuralen Markers NAA in den Basalganglien und dem frontalen Marklager, und eine hohe Konzentration des Gliamarkers Myoinositol (mI) im frontalen Marklager (Ernst et al. 2000), beides Befunde, die mit einer neurotoxischen Schädigung vereinbar wären.

Klinischer Ausdruck einer Schädigung dopaminerger Fasern wären insbesondere Störungen in den Bereichen Motorik, Kognition (insbes. Arbeitsgedächtnis, „frontale" exekutive Kontrolle, Planungs- und Handlungssteuerung) und psychopathologische Auffälligkeiten denkbar. Hinweise darauf liefert eine Untersuchungen, in der eine reduzierte Fähigkeit zur Fokussierung der Aufmerksamkeit (Stroop-Interferenz) mit der Konzentration von NAA/Cr im anterioren Cingulum korreliert war (Salo et al. 2002). Diese Korrelation fand sich bei den Konsumenten, jedoch nicht bei den Kontrollen. Akute Angstzustände, Depressionen und Psychosen in Zusammenhang mit Speed sind allgemein bekannt. Aussagen zu längerfristig persistierenden psychiatrischen Störungen, die speziell mit dem Ausmaß des Amphetaminkonsums korrelierten und somit mit dem neurotoxischen Potenzial der Amphetamine in Zusammenhang gebracht werden könnten, sind jedoch bei dem aktuellen Literaturstand nicht möglich. So zeigten z.B. Riehmann et al. (2002), dass der Zusammenhang zwischen Amphetaminkonsum und Depression nicht mehr nachweisbar war, wenn ausschließlich Amphetamine konsumiert wurden oder wenn zuvor schon eine Depression beim Konsumenten bestand. Einige neuere Querschnittstudien berichteten über Leistungsdefizite chronischer Amphetaminkonsumenten in den Bereichen Kurzzeitgedächtnis, Lernen, Planungssteuerung sowie Abstraktion, kognitive Flexibilität und Inhibition (Simon et al. 2000, 2002, Salo et al. 2002, Lawton-Craddock et al. 2003, Woods et al. 2005). Allerdings ist auch hier aufgrund methodischer Probleme unsicher, ob die Auffälligkeiten auch tatsächlich eine Folge des

Speed-Konsums darstellen. Interessanterweise zeigten aber Volkow et al. (2001a), dass die Reduktion der Dopamintransporterdichte bei 15 aktuell abstinenten Speed-Konsumenten mit der Dauer des Amphetaminkonsums *und* mit den Feinmotorik- und Gedächtnisleistungen assoziiert war. Unlängst wurden in einer kleinen Längsschnittstudie fünf Speed-Konsumenten nach kurzer (< 6 Monate) und nach längerer (12-17 Monate) Abstinenz untersucht (Wang et al. 2004), wobei sich im Verlauf eine Normalisierung des ursprünglich erniedrigten Glukosemetabolismus im Thalamus und eine Besserung der Feinmotorik- und Gedächtnisleistungen zeigte, der erniedrigte Glukosemetabolismus im Striatum, insbes. im Caudatum und Ncl. Accumbens jedoch persistierte. Es wurde gemutmaßt, dass diese persistierenden striatalen Veränderungen Neurotoxizität widerspiegeln und mit psychopathologischen Auffälligkeiten (Amotivation, Anhedonie) zusammenhängen könnten.

1.3 Begleitkonsum von Cannabis

Cannabis ist die am weitesten verbreitete illegale Droge in Deutschland. Aktuelle Untersuchungen zeigen, dass ungefähr 22% aller Erwachsenen im Alter zwischen 18 und 59 Jahren in den alten Bundesländern und 11% der gleichen Erwachsenengruppe in den neuen Bundesländern Erfahrungen mit Cannabis gesammelt haben. Bei den Jugendlichen und jungen Erwachsenen zwischen 12 und 25 Jahren liegt der Anteil sogar bei 28% in den alten und 24% in den neuen Bundesländern bei einem durchschnittlichen Einstiegsalter von 16,5 Jahren (Kraus und Augustin 2001).

Der hauptsächlich psychoaktive Bestandteil von Cannabis Δ^9-Tetrahydrocannabinol (THC) wirkt über das endogene Cannabinoidsystem als direkter Agonist an Cannabinoid CB1-Rezeptoren. Das körpereigene Cannabinoidsystem mit seinen bekannten endogenen Liganden ist weit verzweigt, interagiert mit einer Vielzahl anderer

Transmittersysteme und hat multiple wichtige physiologische Funktionen, so z.B. in den Bereichen der Appetit- und Schmerzregulation, Regulation vegetativer Funktionen und der Motorik. Dieser Umstand lässt auf mögliche therapeutische Anwendungen von Cannabinoiden schließen, die derzeit intensiv geprüft werden (Übersicht von Drysdale und Platt 2003). Auf der anderen Seite ist bekannt, dass der regelmäßige Cannabiskonsum einen Risikofaktor für psychiatrische Störungen wie Depressionen, Psychosen und das amotivationale Syndrom darstellt (Hall und Degenhardt 2000, Macleod et al. 2004, Degenhardt et al. 2003, Übersicht in Smith et al. 2004), und dass starke Konsumenten auch nach Abklingen der Akutwirkungen von Cannabis kognitive Defizite insbesondere im Bereich Gedächtnis und Aufmerksamkeit aufweisen (z.B. Solowij et al. 2002). Allerdings gibt es keine überzeugenden Befunde für langfristige neurotoxische Wirkungen von Cannabinoiden, und zumindest die kognitiven Defizite, z. T. aber auch die psychiatrischen Auffälligkeiten, scheinen sich nach mehrwöchiger Abstinenz zu normalisieren (z.B. Pope et al. 2001). Neuere Befunde sprechen sogar für neuroprotektive, antioxidative und antiinflammatorische Eigenschaften von Cannabinoiden auf zellulärer Ebene (Hampson et al. 2000, Grundy et al. 2001, van der Stelt et al. 2002), beispielsweise wurde im Tierexperiment eine Abschwächung der neurotoxischen Effekte von MDMA durch Co-Administration von Δ^9- THC demonstriert (Morley et al. 2004, Touriño et al. 2010).

Demnach stellt der Begleitkonsum von Cannabis im Rahmen von Untersuchungen über neurotoxische Wirkungen von MDMA eine wichtige konfundierende Variable dar. Der größte Teil von Amphetamin- und MDMA-Konsumenten hat bereits vor dem Beginn des Amphetamin- und/oder MDMA-Konsums mehr oder weniger regelmäßig Cannabis konsumiert und führt den Cannabis-Konsum als Begleitkonsum weiter. In einer aktuellen Studie berichten beispielsweise 68 % von beginnenden MDMA-Konsumenten (1-9 Einnahmen insgesamt) mindestens eine Cannabiseinnahme im letzten Monat, 32 % sogar fünf und mehr Einnahmen pro Monat (Scholey et al. 2004). Dabei nimmt die Häufigkeit des Cannabiskonsums mit der Anzahl der MDMA-Einnahmen stetig zu (Scholey et al. 2004). Dies führt unweigerlich zu der Notwendigkeit, mögliche Interaktionseffekte zu berücksichtigen, die durchaus sehr komplex sein könnten, da auf der einen Seite negative subakute bzw. mittelfristige Auswirkungen von Cannabis auf Psychopathologie und Kognition, aber auf der anderen Seite auch positive langfristige Effekte aufgrund einer Abschwächung potentieller neurotoxischer Veränderungen durch Amphetamine und MDMA denkbar sind.

Bisher sind die Literaturergebnisse inkonsistent. So fanden Daumann et al. (2001, 2004a) und Morgan et al. (2002), dass subklinische psychopathologische Auffälligkeiten bei MDMA-Konsumenten enger mit dem Begleitkonsum von Cannabis und weniger mit dem Ausmaß des MDMA-Konsums zusammenhingen. Andere Studien fanden aber durchaus Zusammenhänge zwischen Ausmaß des MDMA-Konsums und Psychopathologie und z. T. sogar geringere psychopathologische Auffälligkeiten bei MDMA-Konsumenten mit begleitendem Cannabiskonsum im Vergleich zu reinen MDMA-Konsumenten (Parrott 2002, Milani et al. 2002). Die meisten Studien zu kognitiven Auffälligkeiten bei MDMA-Konsumenten fanden Zusammenhänge zwischen kognitiven Defiziten und dem Ausmaß des MDMA-Konsums, z. T. aber zusätzlich auch mit dem Ausmaß des Begleitkonsums von Cannabis (z.B. Gouzoulis-Mayfrank et al. 2003). In zwei Studien wurde sogar ein engerer Zusammenhang der kognitiven Defizite von MDMA-Konsumenten mit ihrem begleitenden Cannabis-, und weniger mit dem MDMA-Konsum, berichtet (Croft et al. 2001, Dafters et al. 2004). Eine weitere Studie zeigt, dass Amphetamin-Konsumenten mit Begleitkonsum von Cannabis eher weniger kognitive Auffälligkeiten hatten als reine Amphetamin-Konsumenten (Gonzalez et al. 2004). Schließlich fanden sich bei reinen MDMA-Konsumenten weniger Auffälligkeiten im zerebralen Aktivierungsmuster bei einer Arbeitsgedächtnisaufgabe (fMRT mit n-back-Aufgabe) im Vergleich zu polyvalenten MDMA-Konsumenten, die überwiegend einen Begleitkonsum von Cannabis aufwiesen (Daumann et al. 2003).

1.4 Protonenmagnetresonanzspektroskopie (^{1}H-MRS)

1.4.1 Entwicklung der Methode und ihre Anwendung in vivo

Als Ursprung der Kernspinresonanzspektroskopie gilt der experimentelle Nachweis des Protonenspins durch Otto Stern im Jahr 1933. Isidor Isaac Rabi beobachtete in den 1930er Jahren erstmals das Phänomen der Magnetresonanz in einem Strahl freier Atome, 1944 erhielt er den Nobelpreis in Physik für die Messung der magnetischen Eigenschaften von Atomkernen (Rabi et al. 1938, 1939). Seine Methode basierte auf dem Resonanz-Prinzip, das erstmalig vom irischen Physiker und Mathematiker Joseph Larmor (1857-1942) beschrieben wurde. Er erzeugte mit Hilfe einer Spule ein elektromagnetisches Wechselfeld geeigneter Frequenz (Larmorfrequenz) und konnte damit die magnetischen Eigenschaften von Atomkernen innerhalb eines Strahls messen. Edward Purcell und Kollegen ebenso wie die Forschergruppe um Felix Bloch entwickelten diese Methode in den 1940er Jahren unabhängig voneinander weiter und erhielten gemeinsam 1952 den Nobelpreis für Physik für die Untersuchung der Kernresonanz in Festkörpern und Flüssigkeiten (Bloch et al. 1946, Purcell et al. 1946). Mit dem Einfluss der (bio-)chemischen Umgebung auf das Resonanzsignal eines Atomkerns („chemical shift") beschäftigten sich W. G. Proctor und F.C. Yu bereits zu Beginn der 1950er Jahre und trugen mit verschiedenen Versuchsreihen wesentlich zur Weiterentwicklung der Methode bei (Proctor und Yu 1950 und 1951). Die Experimente von R.R. Ernst im Jahr 1966 waren grundlegend für die Fourier-Spektroskopie (Ernst und Anderson 1966). In den 1970er Jahren wurde mit der Entwicklung von Spulensystemen und Magneten mit ausreichender Magnetfeldstärke die ortsaufgelöste Spektroskopie möglich (Lauterbur 1973, Mansfield und Maudsley 1977), durch die Arbeiten von

Hoult und Mitarbeitern (1974) zur Phosphor MR Spektroskopie (^{31}P-MRS) konnte erstmals ein nicht-invasiver Einblick in den Metabolismus energiereicher Phosphate gewonnen werden. Durch die nicht-invasive Natur der Untersuchung entwickelte sich die Methode rasch und wurde in der Humanmedizin immer häufiger angewandt (Damadian et al. 1976, 1977, Andrew et al. 1977). Insbesondere bei zerebralen Messungen erlangte die ^{1}H-MRS aufgrund der großen Häufigkeit von Wasserstoff im menschlichen Gewebe einen hohen Stellenwert. Paul Bottomley und Mitarbeiter (1983) führten zu Beginn der 1980er Jahre die erste MR-Hirn-Spektroskopie am Menschen durch. Seit Beginn der 1990er Jahre gehören Hochfeldmagneten (> 1,0 T) zum klinischen Standard, mit denen die Durchführung von MR-Tomographie und MR-Spektroskopie an einem Gerät möglich ist. Diese Möglichkeit hat zu einer Fülle protonenmagnetresonanzspektroskopischer Erkenntnisse geführt und einen in vivo-Einblick in die chemische Zusammensetzung sowie in den physiologischen und pathologischen zerebralen Metabolismus ermöglicht (Frahm et al. 1991, Ross und Bluml 2001). Die MR-Spektroskopie hat sich inzwischen als eine zuverlässige Methode etabliert, die zum Beispiel für die klinische Diagnostik von malignen und entzündlichen Prozessen des Gehirns eingesetzt wird. Ein großer Vorteil der MR-Spektroskopie sind die unter Umständen lange vor strukturellen Auffälligkeiten nachweisbaren Veränderungen der Metabolitenkonzentrationen (DeStefano et al. 1995, Rutgers et al. 2000). Auch zur Differentialdiagnostik verschiedener zentraler Läsionen kann die MR-Spektroskopie von großem Nutzen sein, vor allem aber ermöglicht sie eine Verlaufsbeobachtung und Kontrolle der Therapieerfolge, z. B. bei Multipler Sklerose (Grimme 2008).

1.4.2 Quantifizierbare Metaboliten und ihre Bedeutung im Hirnstoffwechsel

N-Acetylaspartat (NAA) ist eine ausschließlich neuronal vorkommende Aminosäure, die bei der Nervenmyelinisierung eine große Rolle spielt. Nach Glutamat ist es die am häufigsten vorkommende Aminosäure im Gehirn und hat im gesunden Gewebe den prominentesten Peak im Frequenzspektrum. NAA ist nicht an Peptide gebunden, sehr mobil und daher gut detektierbar. Neben NAA existiert noch *N-Acetylaspartylglutamat (NAAG)*, das einen kleinen Peak erzeugt, in vivo aber nur sehr schlecht vom NAA-Spektrum zu trennen ist und daher in der Regel der Fläche des NAA-Peaks zugerechnet wird. NAA stellt für die Myelinsynthese seine Acetylgruppen bereit, so dass die Konzentration von NAA als Maß für die Myelinisierung im ZNS gilt und mit der Neuronendichte bzw. mit der Dichte neuronaler Axone und der neuronalen Integrität korreliert. Die Konzentration von NAA reagiert nicht auf kurzfristige metabolische Veränderungen wie Ischämie oder Hypoxie. Die Höhe des NAA-Signals wird als hochsensitives Maß für den Bestand morphologisch und funktionell intakter Neuronen und damit als Marker für neuronale Funktion und synaptische Plastizität gewertet.

Glutamat (Glu), Glutamin (Gln) und *γ-Amonibuttersäure (GABA)* werden häufig als *Glutamatkomponenten (Glx)* zusammengefasst. Glutamat ist die wichtigste exzitatorische Aminosäure. Glu kommt in glutamatergen und GABAergen Synapsen und den umgebenden Gliazellen vor. Glutamat wird z. B. in den Astrozyten durch die Glutaminsynthethase zu Glutamin umgewandelt, welches nach der Freisetzung von den präsynaptischen Fasern der Neuronen durch die Glutaminase wiederum zu Glutamat verarbeitet wird. Dieses wird erneut von den Astrozyten aufgenommen, und der Kreislauf schließt sich. GABA wird aus Glutamin synthetisiert und entweder frei im Zytoplasma des Neurons oder vesikulär gespeichert. Die Resonanzen von Glutamat und Glutamin sind aufgrund ihrer komplizierten Multiplettstruktur derzeit jedoch schwer zu detektieren, eine Unterscheidung zwischen intra- und extrazellulärem Glu/Gln, und damit ein Rückschluss auf die Konzentration im synaptischen Spalt, ist nicht möglich.

Die MR-Spektroskopie kann nicht zwischen *Kreatin (Cre) und Phosphokreatin (PCre)* unterscheiden, da die chemische Verschiebung durch die Anlagerung der Phosphatgruppe an das Molekül nur sehr gering ist. Phosphokreatin stellt eine Speicherform von chemischer Energie in Muskeln, Nerven und Hirngewebe dar und gilt als konstanter und stabiler Metabolit, dessen Konzentration von verschiedenen Einflüssen auf das Hirngewebe (Pharmaka, Hypoxie) weitgehend unbeeinflusst bleibt, außer bei starker Alteration des Hirngewebes. Insgesamt wird eine Veränderung in der Konzentration als Veränderung im Energiemetabolismus gesehen. Daher kann er als spektroskopischer Referenzwert dienen und zur Berechnung einer Ratio (/Cre) mit praktisch jedem anderen Metaboliten verwendet werden. Obwohl die Konstanz der Metaboliten in postmortem-Untersuchungen nachgewiesen wurde, gibt es neuere Hinweise, dass das Kreatinsignal bei psychiatrischen Patienten häufig nicht stabil ist.

Phosphocholin (PCh) und *Glycerophosphocholin (GPC)* sind die Verbindungen, die hauptsächlich das *Cholinsignal (Cho)* bilden. Der Neurotransmitter Acetylcholin und Phosphytidylcholin, ein integraler Bestandteil der Zellmembran, tragen nur einen geringen Teil zur Cholinresonanz bei. Eine Zunahme des Cholinsignals gilt als Hinweis auf einen erhöhten Membranturnover, etwa bei Auf- und Abbauprozessen oder bei der Proliferation von Gliazellen. Gliazellen besitzen eine höhere Konzentration von Cholin, weshalb Cholin spektroskopisch auch zur Differenzierung verschiedener Zelltypen herangezogen werden kann. Bei Hirntumoren mit hoher Proliferationsrate, aber auch bei reaktiver Proliferation bei entzündlichen Prozessen ist die Cholinkonzentration erhöht, bei neurotoxischen Prozessen findet man eine Verminderung des Signals.

Inositol (Ins) bzw. das am häufigsten vorkommende Inosit-Isomer *myo-Inositol (mI)*, findet sich vornehmlich in Gliazellen, und ist, wie auch Cholin, eine Vorstufe der Lipidmembran und ein wichtiger Bestandteil zellulärer second-messenger Systeme, hat aber auch eine Funktion bei der osmotischen Regulation der Zellen. Ein gleichzeitiger Anstieg von Cho und mI gelten als Zeichen einer vermehrten Bildung von Gliazellen im Gehirn. Insgesamt ist die Inositolkonzentration und ihre Bedeutung schwer einzuordnen. Ein kleiner Teil des Inositol liegt als *scyllo*-Inositol vor, das ebenfalls in vivo nachgewiesen wurde.

Laktat (Lac) ist im Frequenzspektrum als Doppelpeak zu erkennen und steigt bei kurzfristigen metabolischen Änderungen wie Hypoxie, Ischämie oder bei gesteigerter anaerober Glykolyse an. Die Laktatkonzentration liegt normalerweise unterhalb der Nachweisgrenze, das Vorkommen und die Funktion in gesundem Hirngewebe ist noch weitgehend unklar.

1.4.2 Anwendungen der Magnetresonanzspektroskopie in der Psychiatrie

In den vergangenen Jahren hat die MR-Spektroskopie an der Psychiatrie an Bedeutung zugenommen, nicht zuletzt, weil die Untersuchungsmethode nicht-invasiv ist und von den Patienten nur wenig Kooperation und Motivation während der Untersuchung verlangt. Dabei ist für den Einsatz in der Psychiatrie auch interessant, dass sich Änderungen im Resonanzspektrum auch ohne relevante Befunde in der zerebralen Bildgebung zeigen oder diesen vorausgehen können, wie bereits für einige neurologische Erkrankungen gezeigt werden konnte (z. B. Summers et al. 2008). Bisher existieren Untersuchungen zu Schizophrenie, affektiven Erkrankungen, Demenzen und Abhängigkeitserkrankungen und in geringerem Umfang auch zu Angsterkrankungen. Ebenso wie in der Neurologie werden auch in der Psychiatrie Untersuchungen zum Therapieverlauf immer häufiger angewendet. Die Untersuchungsergebnisse für einige wichtige Krankheitsbilder sollen im Folgenden kurz skizziert werden.

Ein weitgehend konsistentes Ergebnis bei der Untersuchung *schizophrener Patienten* ist die Verringerung der NAA-Konzentration im präfrontalen Kortex, Hippokampus und Thalamus, was als Hinweis auf eine Beeinträchtigung der neuronalen Funktion dieser Areale gewertet wird. Anders als bei affektiven Störungen wurde in den Basalganglien zumeist keine signifikante Veränderung der Konzentration von NAA gesehen (Ende et al. 2003). Neuere Untersuchungen zur Glutamathypothese der bei der Pathogenese der Schizophrenie zeigten stark inkonsistente und z. T. widersprüchliche Befunde mit sowohl erhöhten als auch verringerten Glutamatkonzentrationen im präfrontalen Kortex (Ohrmann et al. 2005, Van Elst et al. 2005), Hippokampus (Kegeles et al. 2000, Bartha et al. 1999) und im anterioren Cingulum (Therberge et al. 2002 und 2003). Da der Einfluss psychopharmakologischer Intervention auf die Messergebnisse noch weitgehend unklar ist, besteht hier noch weiterer Abklärungsbedarf.

Patienten mit *unipolar depressiven* aber auch *bipolaren Störungen* zeigten in der MR-Spektroskopie ebenfalls reduzierte NAA-Konzentrationen im präfrontalen Kortex und Hippokampus, zusätzlich jedoch auch im Nucleus caudatus und im Bereich der Temporalrinde. Dieser Befund wird als Störung der neuronalen Integrität im Bereich dieser neuronalen Netzwerke verstanden (Vythilingham et al. 2003, Bertolino et al. 2003, Nudmamud et al. 2003). Bei depressiven Patienten wurde eine verminderte Glutamatkonzentration im anterioren zingulären Kortex gezeigt (Rosenberg et al. 2005), in weiteren Untersuchungen konnte eine Verbesserung des Glutamin-/Glutamatdefizits nach erfolgreicher Elektrokrampftherapie nachgewiesen werden (Pfleiderer et al. 2003). Auch nach Behandlung mit Antidepressiva wurde in neueren Studien ein Ansteigen der lokal verminderten NAA-Konzentration beobachtet (Gonul et al. 2006). Insgesamt werden diese Ergebnisse als neuroplastische Restitutionsphänomene betrachtet.

Die meisten Untersuchungen zur *Abhängigkeit* liegen zur Alkoholabhängigkeit vor. Morphometrisch waren bereits in früheren Untersuchungen alkoholbedingte Atrophien verschiedenen Hirnarealen, besonders jedoch im frontalen Kortex und im Bereich des dritten Ventrikels, gesehen worden (Mann et al. 2001). Frühe MR-spektrokopische Untersuchungen hatten eine Verminderung von NAA im Cerebellum und in der grauen Substanz des frontalen Kortex' nachgewiesen (Seitz et al. 1990). Die Volumenminderung war nach Abstinenz teilweise rückläufig, ergänzend konnte durch MR-Spektroskopische Methoden ein Anstieg der NAA-Konzentration bereits in einer frühen Phase der Abstinenz nachgewiesen werden. Dieser Befund stellt einen möglichen Hinweis auf neuroregenerative Prozesse dar (Bendszus et al. 2001). Bei chronischer Abhängigkeit mit starkem Konsum zeigte die weiße Substanz eine verminderte Konzentration von Phospholipiden, die nur partiell rückläufig war (Magalhaes 2005). Neuere Untersuchungen fanden eine Erhöhung von *scyllo*-Inositol, das im Zusammenspiel mit verminderten NAA- und Kreatin-Konzentrationen eine Rolle bei der Entwicklung einer Enzephalopathie zu spielen scheint (Viola et al. 2004). Bei Kokain-Abhängigen fand man eine Erhöhung von Kreatin in der postparietalen weißen Substanz, während NAA keine Änderung aufwies (O'Neil et al. 2001). Bei Kindern, die intrauterin Kokain ausgesetzt waren, zeigten sich signifikant höhere Konzentrationen von Kreatin in frontalen Kortex. Dieser Befund wird als Hinweis auf einen veränderten Energiemetabolismus gewertet (Smith et al. 2001). Bei Rauchern beobachtet man niedrigere Konzentrationen von NAA in der weißen Substanz frontal und mediofrontal (Durazzo et al. 2004). Bei Opiatabhängigkeit zeigten sich weitgehend konsistente Befunde einer Konzentrationsabnahme von NAA frontal und im anterioren Cingulum sowie im Cerebellum (Haselhorst et al. 2002, Kriegstein et al. 1999, Offiah und Hall 2008), in einer Untersuchung wurde eine Abnahme der

Metabolitenkonzentration der Glutamatkomponenten gefunden (Yücel et al. 2007). Insgesamt ist noch unklar, inwieweit die gefundenen Metabolitenveränderungen bei Patienten mit Substanzabhängigkeit ein Resultat direkter Interaktionen der Substanzen sind oder einen generellen Marker für Abhängigkeitsentwicklung darstellen.

Der bei *Angststörungen* im Fokus stehende Metabolit GABA ist aufgrund seiner nahe am Detektionslimit liegenden Konzentration nur schwer nachzuweisen. Eine Untersuchung an unmedizierten Patienten zeigte eine Verminderung der GABA-Konzentration (Goddard et al. 2001), in vielen Studien wurde ein Anstieg von Laktat nach einer Panikattacke gesehen (Dager et al. 1995 und 1999). In Zukunft könnte die ^{1}H-MRS vor allem als Verlaufsuntersuchung nach Modulierung des GABA-Systems durch verschiedene anxiolytische Medikamente dienen.

Dementielle Hirnabbauprozesse sind v. a. der morphometrischen Untersuchung zugänglich, trotzdem lieferten MR-Spektroskopische Ergebnisse wertvolle Informationen über den klinischen Schweregrad der Demenz. Am besten ist hier die Alzheimer Demenz (AD) untersucht, bei der eine Verringerung der NAA-Konzentration in den temporoparietalen Arealen zunächst post mortem (Mohanakrishnan et al. 1995) und später in vivo nachgewiesen wurde. Die Reduktion der NAA-Konzentration korrelierte hier mit dem klinischen Schweregrad der AD (Block et al. 2002). In der Zukunft wird die MR-Spektroskopie daher v. a. bei Verlaufsuntersuchungen und Einschätzungen des Therapieerfolgs nach Gabe von Antidementiva von großem Nutzen sein (z. B. Krishnan et al. 2003).

1.4.3 ^{1}H MRS bei Amphetamin- und Ecstasykonsumenten

Die bisher einzige ^{1}H-MRS-Studie mit Amphetaminkonsumenten ergab eine niedrige Konzentration des neuralen Markers N-Acetylaspartat (NAA) in den Basalganglien und dem frontalen Marklager und eine hohe

Konzentration des Gliamarkers *myo*-Inositol (ml) im frontalen Marklager (Ernst et al. 2000), beides Befunde, die mit einer neurotoxischen Schädigung vereinbar wären. Schließlich ergaben die bisherigen ^{1}H-MRS-Studien an 1,5T-Tomographen und kleineren Stichproben von MDMA-Konsumenten erste Hinweise in Richtung von Veränderungen, jedoch insgesamt widersprüchliche Befunde. So fanden Chang und Mitarbeiter (1999) regelrechte kortikale und subkortikale NAA- aber hohe ml-Konzentrationen im parietalen Marklager, wohingegen Reneman und Kollegen (2001b, 2002) eine relativ niedrige Metabolitenkonzentration von NAA frontokortikal zeigte, die mit stärkerem MDMA-Konsum und schlechten mnestischen Leistungen assoziiert war, aber regelrechtes ml im parietalen Marklager. Obergriesser und Mitarbeiter (2001) fanden regelrechte NAA-, Kreatin (Cr)- und Cholin (Cho)-Konzentrationen im Hippokampus, Daumann und Kollegen (2004b) zeigten regelrechte relative NAA-Werte im Neokortex und tendenziell niedrige Werte im Hippokampus.

1.5 Ziele und Hypothesen

Basierend auf bisherigen Vorbefunden wird in der vorliegenden Untersuchung mit der Protonenmagnetresonanzspektroskopie eine bisher wenig zur Anwendung gekommene Methodik zur Überprüfung einer möglichen Neurotoxizität von MDMA angewandt. Dabei wird darauf Wert gelegt, eine Vielzahl methodologischer Limitationen bisheriger Studien zu eliminieren. Diese Einschränkungen beziehen sich zum einen auf die Stichprobenzusammensetzung, zum anderen auf die Akquisition und Auswertung der Spektren. Bezüglich der Stichproben wurde als Vergleichskollektiv nicht wie in den meisten bisherigen Studien eine Gruppe von Nicht-Konsumenten ausgewählt, sondern eine Gruppe von beginnenden MDMA-Konsumenten, bei der zum einen davon ausgegangen werden kann, dass sie noch keine Folgeschäden ergeben haben, die zum anderen jedoch ein mit der Experimentalgruppe vergleichbaren Lebensstil (Zugehörigkeit zur Technoszene, Schlaf-Wach-Rhythmus, Ess- und Trinkgewohnheiten, Konsum legaler Drogen) aufweisen. Darüber hinaus soll auf diese Weise der in diesem Kollektiv weit verbreitete Begleitkonsum von Cannabis weitestgehend parallelisiert werden. Bezüglich der Datenakquisition ermöglicht die hohe Feldstärke des Kernspintomographen die Erfassung von mehr Metaboliten als in den meisten bisherigen Studien, die Auswertung mit LCModel liefert darüber hinaus absolut quantifizierbare Metabolitenkonzentrationen.

Es soll untersucht werden, ob und in welchem Ausmaß sich Indikatoren für Zelluntergang und/oder neurodgenerative Prozesse bei starken MDMA-Konsumenten zeigen. Im Einzelnen werden folgende Hypothesen aufgestellt:

1. Starke Konsumenten weisen im Vergleich zu beginnenden Konsumenten eine Verminderung der NAA-Konzentration als Zeichen einer herabgesetzten neuronalen Integrität auf. Dieser Effekt ist im Hippokampus deutlicher als im medialen Frontalkortex.

2. Die Konzentrationen von *myo*-Inositol und Cholin sind als Zeichen eines verstärkten gliösen Umbaus aufgrund von neurodegenerativen Prozessen bei straken Konsumenten erhöht.

3. Der Begleitkonsum von Amphetaminen verstärkt die unter 1. und 2. genannten Effekte.

4. Ausgehend von der Annahme, dass die spektroskopischen Indikatoren erst mit sehr ausgeprägtem Konsum auffällig sind, lassen sich Assoziationen mit dem Ausmaß des Konsums von MDMA und Amphetaminen identifizieren.

2 Methodik

2.1 Probandenauswahl

Für die Studie wurden 38 beginnende und 21 starke Konsumenten in der Kölner Club- und Rave-Szene mittels direkten Ansprechens sowie Anzeigen, Interviews und Berichte in entsprechenden Szene-Magazine und öffentlichen Medien rekrutiert. Es galten folgende Einschlusskriterien für die beginnenden Konsumenten:

- Alter: mindestens 18 Jahre
- Affinität zur Kölner Club- und Techno-Szene, operationalisiert durch mindestens dreimaligen Besuch einer entsprechenden Veranstaltung
- mindestens einmalig Konsum von MDMA und/oder Speed

Ausschlusskriterien für die beginnenden Konsumenten waren:

- Konsum von MDMA häufiger als 5 mal
- Konsum von Speed häufiger als 5 mal

Mit den beginnenden Konsumenten wurde also eine Gruppe von jungen Erwachsenen untersucht, die einschlägige Tanzveranstaltungen besuchen und bereits vereinzelte Erfahrungen mit Ecstasy und/oder Amphetaminen gemacht haben, jedoch zum Zeitpunkt der Untersuchung keinen regelmäßigen Konsum aufwiesen. Die Stichprobe sollte demnach zu einer Hochrisikogruppe gehören, die mit einer hohen Wahrscheinlichkeit im Laufe der folgenden Jahre diese Modedrogen regelmäßig konsumieren wird. Für die starken Konsumenten galten darüber hinaus folgende Einschlusskriterien:

- Alter: mindestens 18 Jahre
- Konsumeinheiten MDMA (MDMA): mindestens 100 Tabletten oder/und Konsumeinheiten Speed (AMPH): mindestens 50 Gramm

Schließlich waren folgende Ausschlusskriterien für die Gesamtgruppe definiert:

- Jeglicher Konsum anderer illegaler Drogen (z.B. Opiate, Kokain, Halluzinogene) aktuell oder in der Vorgeschichte mit der Ausnahme von Cannabis
- Übermäßiger Alkoholkonsum aktuell oder in der Vorgeschichte (durchschnittlich 2 x monatlich oder häufiger Genus bis zur Volltrunkenheit über mindestens 6 Monate)
- Regelmäßige Einnahme von Medikamenten mit psychotropen Wirkungen einschl. Beruhigungs- und Schlafmittel (jeweils mindestens 1 x monatlich über mindestens 6 Monate)
- Einnahme jeglicher legaler oder illegaler psychotroper Substanzen innerhalb der letzten sieben Tage mit der einzigen Ausnahme von Cannabis
- Konsum von Cannabis am Untersuchungstag
- Andere psychiatrische (Achse I) oder neurologische Erkrankungen (inkl. relevantes Schädel-Hirn-Trauma) aktuell oder in der Vorgeschichte
- Relevante behandlungsbedürftige internistische Erkrankungen
- Regelmäßige Einnahme von Medikamenten jeglicher Art
- Herzschrittmacher oder andere elektronische Körperimplantate
- Intrakorporale ferromagnetische Fremdkörper
- Klaustrophobie
- Schwangerschaft

Die Detektion psychiatrischer Auffälligkeiten erfolgte mit Hilfe einer Kurzfassung des Diagnostischen Interviews Psychischer Störungen (Mini-DIPS, Margraf und Schneider 1994). Hier handelt es sich um ein standardisiertes Kurz-Interview, welches auf den aktuellen Klassifikationssystemen ICD-10 und DSM IV aufbaut. Die Konsumenten wurden angewiesen, zumindest während der letzten 7 Tage vor der Durchführung der Untersuchungen keine Drogen zu sich zu nehmen. Eine Ausnahme wurde lediglich für Cannabis gemacht, wofür eine Abstinenz lediglich für den Untersuchungstag gefordert wird, da erfahrungsgemäß eine längere Abstinenz für Cannabis häufig nicht durchsetzbar und zudem nicht überprüfbar ist (bei Cannabis bleibt der Screening-Befund Wochen nach Konsum positiv). An den Untersuchungstagen wurde ein qualitatives Drogen-Screening für Amphetamine, MDMA, Kokain, Opiate, Methadon, Benzodiazepine, Barbiturate und Cannabinoide im Urin durchgeführt. Positive Screening-Befunde für eine dieser Substanzen bedeuteten den Ausschluss des Probanden von der Studie mit der Ausnahme von Cannabis (aufgrund der längeren Nachweiszeiten für THC, s. o.). Als Test wurde das „Multi-Drug-Screen Panel" der Firma BIO-RAD eingesetzt. Zusätzlich wurden toxikologische Drogennachweise durch Haaranalysen durchgeführt (Kooperation mit dem Institut für Rechtsmedizin, Prof. Dr. H. Kaeferstein)

2.2 Fragebogen zum Konsumverhalten

Mit einem selbsterstellten Fragebogen wurden die Konsummerkmale erfasst. Wie bei früheren Untersuchungen wurde gezielt erfragt, welche Substanzen konsumiert wurden, zusätzlich wurden Dosis und Frequenz des Konsums erhoben. Die genaue Abfolge der Einnahmen von MDMA (z. B. einmalige Einnahme vs. wiederholte Einnahmen an einem Abend) sowie der potentiell begleitende Gebrauch von Cannabis und Amphetaminen können dabei ggf. Rückschlüsse auf verstärkende bzw. abschwächende Effekte auf mögliche neurotoxische Veränderungen zulassen. Zu diesem Zweck wurde in dieser Studie die exakte Reihenfolge des Konsums einzelner Substanzen erstmalig systematisch erhoben.

2.3 Protonenmagnetresonanzspektroskopie (^{1}H-MRS)

Mit Hilfe der Protonenmagnetresonanzspektroskopie (^{1}H-MRS) können in-vivo Metaboliten des Hirnstoffwechsels quantitativ erfasst werden. MR-Spektroskopie beruht, wie auch die MR-Tomographie, physikalisch gesehen auf dem magnetischen Spin von Atomkernen. Dies ist sozusagen die „intrinsische Rotationsbewegung" des Kerns, deren Rotationsachsen sich normalerweise durch die zufällige Verteilung gegenseitig ausgleichen. Bringt man die Atomkerne eines Körpers in ein starkes Magnetfeld B_0, richten sich die Kerne entlang dieses Magnetfeldes aus und rotieren um dessen Achse. Da die Magnetfeldachsen nicht genau identisch mit der Achse des Hauptmagnetfelds B_0 ist sondern um einige Grad abweicht, beschreibt der Vektor des kernmagnetischen Moments eine Kreiselbewegung um die Hauptfelds/Magnetfeldachse. Die Frequenz dieser Kreiselbewegung nennt man Präzessions- oder Larmorfrequenz, die sich aus der Larmorgleichung berechnet. Es ist die Larmorfrequenz proportional zur Stärke des Magnetfeldes und den Eigenschaften des Atomkerns (kernspezifische Proportionalitätskonstante, zusammengefasst durch das gyromagnetische Verhältnis). Wird nun in den magnetisch ausgerichteten Körper ein dieser Larmorfrequenz ein entsprechender Hochfrequenzimpuls (B_1) senkrecht zur Hauptmagnetfeldachse (B_0) gegeben, wird die Energie des Impulses auf die Kerne übertragen. Dieser Prozess markiert die eigentliche Kernspinresonanz. Durch diese Energieübertragung ausgelenkt, erzeugt das Gewebe einen oszillierenden magnetischen Fluss und induziert eine Wechselspannung mit einer der Larmorfrequenz entsprechenden Frequenz. Aufgrund verschiedener Wechselwirkung, v. a. zwischen den Kernen und ihrer molekularen Umgebung, nimmt diese Quermagnetisierung rasch nach dem Hochfrequenzimpuls wieder ab. Die Quermagnetisierung ist als Signal messbar und wird FID (free induction decay; freier Induktionsabfall) genannt. Es ist als Informationsträger der Eigenschaften des untersuchten Gewebes die Grundlage der weiteren Datenanalyse. Die Rückkehr des Gewebes aus dem erhöhten Spinniveau in den Ausgangszustand, der sich durch die Abnahme des Signals darstellt, wird Relaxation genannt und ist von der molekularen Umgebung und der Protonenkonzentration abhängig. Man unterscheidet zwischen Longitudinal (T_1) - und Transversalrelaxation (T_2).

Abweichungen in der Larmorfrequenz ergeben sich durch die Atombindungen innerhalb eines Moleküls. Die variierende Resonanzfrequenz von Kernen in unterschiedlichen Molekülen wird als "Chemische Verschiebung" (chemical shift) bezeichnet und ist die eigentliche Grundlage der MR-Spektroskopie. Die Veränderungen in der Resonanzfrequenz in Abhängigkeit vom Bindungspartner ermöglicht die Identifikation und Quantifizierung bestimmter Metaboliten in einem gemessenen Frequenzspektrum. Die chemische Verschiebung erzeugt verschiedene gegeneinander verschobene Spektrallinien (peaks) für unterschiedliche Moleküle, wobei in der MRS nur die Resonanz einer Atomsorte (hier ^1H) gemessen wird. Die Frequenzverschiebung ist abhängig von der Feldstärke B_0 und daher immer auf B_0 bezogen, und zwar als dessen millionster Teil (parts per million; ppm).

Die durch die Messung erhaltenen Rohdaten (digitales Abbild aller gemessenen Echos) stellen die Signalintensität über die Zeit dar. Ziel der Bearbeitung der Rohdaten ist es jedoch, einen Datensatz zu erhalten, der die Signalintensität gegenüber den jeweiligen Frequenzen des Spektrums abbildet. Die aufgezeichnete Resonanzoszillation muss daher in die beteiligten Frequenzen zerlegt werden, um aus der Amplitude der Einzelfrequenzen auf die Konzentration einzelner Verbindungen rückschließen zu können. Durch die Fourier-Transformation, bei der die Daten von der Zeit- auf die Frequenzebene übertragen werden, entsteht ein Spektrum, das durch Phasenumkehr (Entzerrung des Spektrums) und Basislinienkorrektur (erhaltene Nulllinie ≠ eigentliche Nulllinie) weiter moduliert werden muss. Ergebnis dieser Transformationen ist ein Spektrum, in dem die Peakflächen proportional zur Metabolitenkonzentration sind. Es handelt sich dabei um relative Messwerte, zur Bestimmung absoluter Werte muss eine Referenzmessung mit bekannter Konzentration vorliegen. LCModel stellt eine semiquantitative Methode dar, die ein in vivo-Spektrum durch Linearkombination von Modellspektren, die aus Messungen von Metabolitenlösungen in vitro gewonnen wurden. Dieses Verfahren wurde auch in der vorliegenden Untersuchung genutzt. In lebendigem Gewebe sind die Resonanzen der Metabolite im Vergleich zu Wasser relativ niedrig, daher wird es mit frequenzselektiven Stimulationsimpulsen (CHESS) vor der eigentlichen Messung gesättigt und somit fast vollständig unterdrückt.

In der vorliegenden Untersuchung kam die sogenannte Single-Voxel-MRS zum Einsatz. Hier wird durch Anregung einer quaderförmigen Zielregion (region of interest, ROI) ein einzelnes Spektrum gemessen, das die biochemische Zusammensetzung der Zielregion widerspiegelt. Als ROI wurden der linke Hippokampus sowie der mediale präfrontale Kortex gewählt (Abbildung 4).

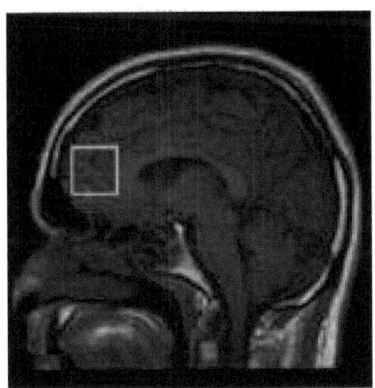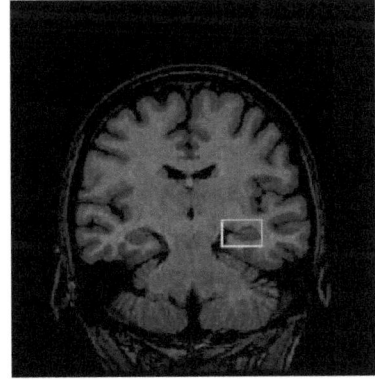

Abbildung 4 Lokalisation der ROIs im frontalen Kortex (links) und im Hippokampus (rechts)

Die Messungen erfolgten an einem Siemens Magnetom Trio Tim (3 Tesla) am Max-Planck-Institut für Neurologie in Köln (Kooperation mit Dr M. Tittgemeyer). Zur Planung der spektroskopischen Messung wurde zunächst eine T1-gewichtete anatomische Aufnahme gemacht (Flipwinkel: 18°, Repetitionszeit (TR): 1930ms, Echozeit (TE): 5,8ms, Schichtdicke: 1,25mm, Voxelgröße: 1,0 x 1,0x 1,3mm, SNR: 1, Matrixgröße: 256mm). Zur Verbesserung der Homogenität des Magnetfeldes im selektierten Volumen wurde manuell eine Shimming-Prozedur durchgeführt. Die Einzelvolumenspektroskopie erfolgte mittels „Point-Resolved-Spectroscopy"-Sequenzen (PRESS: TE: 30ms, TR: 1700ms, 280 Mittelungen, Akquisitionszeit: 8 Minuten, Bandbreite 1200Hz, Vektorgröße: 1024); die Unterdrückung des Wassersignals durch vorgeschaltete CHESS-Pulse in den Volumen im linken Hippokampus (Abmessungen: 30 x 10 x 10 mm) und dem medialen präfrontalen Kortex (Abmessungen: 15 x 15 x 20 mm).

2.4 Statistische Auswertung

Die Auswertung der Spektren erfolgte mit LCModel (Version 6.2-0G) am Max-Planck-Institut für Kognitions- und Neurowissenschaften in Leipzig unter Supervision von Prof. Dr. Harald Möller inklusive der Verwendung des Hirnwassersignals aus den Referenzmessungen ohne Wasserunterdrückung (8 Mittelungen, Aufnahmezeit: 40s). LCModel erlaubt die absolute Quantifizierung der Metabolitenkonzentrationen auf Basis einer benutzerunabhängigen Sammlung konzentrationskalibrierter Modellspektren aller Metaboliten. Diese Methode berücksichtigt die komplette spektroskopische Information statt lediglich isolierte Resonanzintensitäten. Dies ermöglicht die Unterscheidung von Metaboliten mit überlappenden Signalen. Abbildung 5 zeigt ein typisches Signalspektrum aus der vorliegenden Untersuchung.

Methodik 49

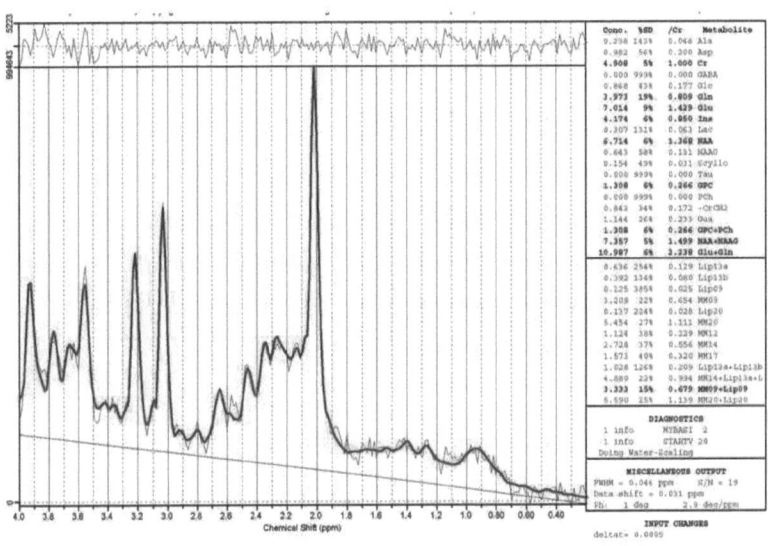

Abbildung 5   Typisches Signalspektrum aus der vorliegenden Untersuchung nach Fitting mittels LCModel-Analyse

Für die quantitative Auswertung wurden lediglich Spektren ohne starke Artefakte im Spektrum oder Residuum berücksichtigt, die eine maximale Linienbreite (FWHM) von 0,08 ppm hatten. Darüber gingen Konzentrationsbestimmungen mit einer Standardabweichung von über 50 % nicht in die weitere Analyse ein. Bei der Anpassung der Spektren wurden Signale der folgenden Verbindungen berücksichtigt: Kreatin (Cre), γ-Aminobuttersäure (GABA), Glutamin (Gln), Glutamat (Glu), Laktat (Lac), myo-Inositol (ml), N-Acetylaspartat (NAA), Glycerophosphocholin (GPC), Phosphscholin (PCh). Bei stark überlappenden Resonanzen wurden für die quantitative Auswertung die Ergebnisse der individuellen Signale nur dann berücksichtigt, wenn alle Anteile gleichzeitig mit einer Standardabweichung von unter 50 % kalkuliert werden konnten. Dies betrifft die Unterscheidung von Gln neben Glu, GPC neben PCh und NAA neben NAAG. Neben den individuellen Beiträgen wurden Konzentrationsschätzungen auch für die sicherer zu bestimmende Summe beider Metaboliten vorgenommen.

Die inferenzstatistische Analyse der gewonnenen Metabolitenkonzentrationen erfolgte mittels Student's t-test für ungepaarte Stichproben, der auch zur Analyse der demographischen Daten und Konsumparameter herangezogen wurde. Im Fall nominalskalierter Daten wurde der χ^2-Test angewandt. Alle Analysen erfolgten mit SPSS 17.0 (SPSS Inc,. Chicago, Ill) bei einem Signifikanzniveau von p=0,05.

3 Ergebnisse

3.1 Demographische Merkmale und Substanzkonsum

Soziodemographische und Konsumvariablen sind in Tabelle 1 zusammengefasst. Beginnende und starke Konsumenten unterschieden sich nicht bezüglich des Geschlechts (χ^2=0,26, p=.608), des Alters (t=-1.89, p=0.063) sowie der Ausbildungsjahre (t=0.78, p=.44). Abgesehen von der Konsumdauer (p=.40) glichen sich beide Gruppen hinsichtlich ihres Cannabiskonsums (z.B. Lebenszeitdosis: t=-1.36, p=.180; tägliche Dosis: t=0.05; p=.853; maximale Dosis: t=-0.56; p=.170).

Tabelle 1 Soziodemographische Merkmale und Substanzkonsum bei beginnenden und starken Konsumenten (Mittelwerte und Standardabweichung sowie inferenzstatistische Kennwerte)

	Beginnende Konsumenten (n=38)	Starke Konsumenten (n = 21)	t/χ^2	p
Alter (Jahre)	23.55 (±5.27)	26.6 (±7.17)	-1.89	.063
Geschlecht (m:w)	31:7	13:8	.26	.608
Ausbildung (Jahre)	14.92 (±2.74)	14.38 (±2.18)	.78	0.44
Lebenszeitdosis				
MDMA (Pillen)	2.89 (±2.47)	398 (±342.69)	7.55	<.001
Amphetamin (g)	2.81 (±1.5)	258.34 (±320.39)	-5.22	<.001
Cannabis (g)	531.2 (±825.04)	898.55 (±1289.83)	-1.36	.180
Ø Häufigkeit (Einnahmen/Monat)				
MDMA	-	3.63 (±3.47)	-	-
Amphetamin	-	7.07 (±7.10)	-	-
Cannabis	12.95 (±11.52)	12.93 (±12.85)	.01	1.00

	Beginnende Konsumenten (n=38)	Starke Konsumenten (n = 21)	t/χ^2	P
Maximale Häufigkeit (Einnahmen/Monat)				
MDMA	-	10.74 *(±6.80)*	-	-
Amphetamin	-	16.17 *(±9.70)*	-	-
Cannabis	21.16 *(±10.06)*	24.60 *(±9.62)*	-1.21	.23
Konsumdauer (Monate)				
MDMA (Monate)	-	53.33 *(±35.80)*	-	-
Amphetamin (Monate)	-	46.26 *(±30.36)*	-	-
Cannabis (Monate)	52.93 *(±39.94)*	83.39 *(±57.79)*	-2.12	.04
Ø Einzeldosis				
MDMA (Pillen)	*1.02 (±0.69)*	*3.24 (±2.35)*	*-5.68*	*<.001*
Amphetamin (mg)	*451.19 (±288.71)*	*845 (±517.56)*	*-3.85*	*<.001*
Cannabis (Joints)	1.85 (±1.48)	1.92 (±1.48)	.05	.853
Maximaldosis				
MDMA (Pillen)	*1.58 (±0.93)*	*12.5 (±11.52)*	*-5.70*	*<.001*
Amphetamin (mg)	*929.27 (±764.28)*	*3220 (±1797.02)*	*-5.81*	*<.001*
Max THC (Joints)	7.58 (±7.08)	10.69 (±8.77)	-.56	.170
Abstinenzzeit (Tage)				
MDMA	*670.03 (±938.93)*	*43.6 (±54.70)*	2.97	<.001
Amphetamin	393.15 (±808.42)	141.8 (±484.48)	1.51	.136
Cannabis	90.17 (±225.97)	157.06 (±225.88)	-1.01	.324
Einstiegsalter (Jahre)				
MDMA	20.36 (±5.22)	19.53 (±6.26)	.53	.595
Amphetamin	19.51 (±4.01)	19.95 (±6.44)	.32	.746
Cannabis	15.45 (±2.95)	15.25 (±2.81)	.23	.816

Starke Konsumenten berichteten entsprechend der Einschlusskriterien einen höheren Lebenszeitkonsum von MDMA (t=7.55, p<.000) und Amphetamin (t=-5.22; p<.001), Einmaldosen MDMA (t=-5.68, p<.001) und

Amphetamin (t=-3.85, p<.001) sowie höhere Maximaldosen für MDMA (t=-5.70, p<.001) und Amphetamin (t=-5.81, p<.001).

3.2 Befunde der ^{1}H-MRS

3.2.1 Gruppenvergleich zwischen beginnenden und starken Konsumenten

Die Tabellen 2 und 3 geben einen Überblick über die statistischen Kennwerte des Gruppenvergleichs aller geschätzten Metabolitenkonzentrationen in beiden Hirnarealen. Es zeigen sich weder im Hippokampus noch im medialen Frontalkortex signifikante Unterschiede zwischen den beiden Gruppen, allerdings findet sich für die starken Konsumenten im Hippokampus eine tendenziell erhöhte Konzentration für Glu, Gln sowie deren Kombination.

3.2.2 Korrelationen von Metaboliten mit Konsumparametern

Die Betrachtung der Korrelationen zwischen Metabolitenkonzentrationen und Konsumparametern beginnt mit den Variablen zum Cannabiskonsum aufgrund der Tatsache, dass für diese Analyse die Gesamtstichprobe zur Verfügung steht, da alle Probanden Cannabiserfahrung haben. In Tabelle 4 sind alle signifikanten Korrelationen aufgelistet. Zunächst wird deutlich, dass eine größere Anzahl von Assoziationen im Hippokampus zu finden ist, wobei die Abstinenzzeit eine besondere Rolle spielt.

Tabelle 2 Gruppenvergleich der Metaboliten im Hippokampus: Mittelwert und Standardabweichung (mmol/l) sowie t-Wert und korrespondierendes Signifikanzniveau

Metabolite*	Beginnende Konsumenten (n=38)	Starke Konsumenten (n = 21)	T	P
Cre	4,72 (±0,60)	4,88 (±0,56)	-1,01	.316
GABA	1,37 (±0,18)	1,36 (±0,20)	.08	.941
GABA/Cre	0,29 (±0,05)	0,28 (±0,01)	.43	.676
Gln	3,16 (±0,86)	3,58 (±0,83)	-1,73	.088
Gln/Cre	0,68 (±0,18)	0,73 (±0,18)	-1.0	.323
Glu	5,77 (±1,01)	6,33 (±0,93)	-2.0	.051
Glu/Cre	1,23 (±0,19)	1,29 (±0,18)	-1,22	.226
Lac	0,97 (±0,14)	1,04 (±0,07)	-.86	.409
Lac/Cre	0,21 (±0,04)	0,22 (±0,05)	-.16	.873
ml	4,03 (±0,93)	4,10 (±0,65)	-.26	.793
ml/Cre	0,86 (±0,15)	0,84 (±0,15)	.27	.786
NAA	4,90 (±0,66)	5,13 (±0,47)	-1,26	.214
NAA/Cre	1,04 (±0,15)	1,04 (±0,10)	-.14	.886
GPC+PCh	1,41 (±0,27)	1,46 (±0,21)	-.71	.479
GPC+PCh/Cre	0,30 (±0,04)	0,30 (±0,03)	-.21	.836
Glu+Gln	8,90 (±1,53)	9,73 (±1,68)	-1,87	.067
Glu+Gln/Cre	1,90 (±0,29)	2,0 (±0,32)	-1,15	.254

* Kreatin (Cre), γ-Aminobuttersäure (GABA), Glutamin (Gln), Glutamat (Glu), Laktat (Lac), *myo*-Inositol (ml), *N*-Acetylaspartat (NAA), Glycerophosphocholin (GPC), Phosphscholin (PCh)

Tabelle 3   Gruppenvergleich der Metaboliten im medialen Frontalkortex: Mittelwert und Standardabweichung (mmol/l) sowie t-Wert und korrespondierendes Signifikanzniveau

Metabolite*	Beginnende Konsumenten (n=38)	Starke Konsumenten (n = 21)	T	P
Cre	4,97 (±0,60)	5,16 (±0,59)	-1,20	.235
GABA	1,33 (±0,25)	1,38 (±0,20)	-.72	.480
GABA/Cre	0,28 (±0,06)	0,28 (±0,05)	-.02	.986
Gln	3,44 (±0,88)	3,43 (±0,77)	.03	.978
Gln/Cre	0,70 (±0,31)	0,67 (±0,16)	.53	.597
Glu	7,26 (±0,73)	7,38 (±0,87)	.57	.573
Glu/Cre	1,48 (±0,18)	1,43 (±0,12)	1,03	.306
Lac	1,20 (±0,25)	1,42 (±0,40)	-1,07	.321
Lac/Cre	0,25 (±0,06)	0,28 (±0,07)	-.66	.533
mI	3,60 (±0,54)	3,59 (±0,72)	.05	.962
mI/Cre	0,73 (±0,09)	0,70 (±0,11)	1,28	.205
NAA	6,10 (±0,76)	6,50 (±0,63)	-1,19	.251
NAA/Cre	1,31 (±0,11)	1,26 (±0,10)	1,12	.279
GPC+PCh	1,19 (±0,16)	1,25 (±0,14)	-1,58	.121
GPC+PCh/Cre	0,24 (±0,03)	0,24 (±0,02)	-.69	.492
Glu+Gln	10,56 (±1,10)	10,81 (±1,26)	-.83	.413
Glu+Gln/Cre	2,15 (±0,43)	2,10 (±0,21)	.50	.620

* Kreatin (Cre), γ-Aminobuttersäure (GABA), Glutamin (Gln), Glutamat (Glu), Laktat (Lac), *myo*-Inositol (mI), *N*-Acetylaspartat (NAA), Glycerophosphocholin (GPC), Phosphscholin (PCh)

Tabelle 4 Signifikante Korrelationen zwischen Metabolitenkonzentrationen und Parametern des Cannabiskonsums in der Gesamtstichprobe (n=59)

Metabolite*	Einstiegsalter	Abstinenz	Ø Häufigkeit	Maximale Häufigkeit	Konsumdauer
Hippokampuss					
GABA					.631*
GABA/Cre				.682*	
Glu/Cre			-.307*		
ml	.315*				
ml/Cre		.368**			
GPC+PCh		-.397**			
GPC+PCh/Cre		-.355**			
Mediofrontal					
GABA/Cre	.343*				
Glu					-.377*

* Kreatin (Cre), γ-Aminobuttersäure (GABA), Glutamat (Glu), *myo*-Inositol (ml), Glycerophosphocholin (GPC), Phosphscholin (PCh)

Die Korrelationen der Metaboliten mit dem MDMA- sowie Amphetaminkonsum wurden lediglich für die Gruppe der starken Konsumenten bestimmt, da die übrigen Probanden keinen nennenswerten Gebrauch dieser Substanzen aufwiesen (vgl. Kapitel 2.1). Entgegen der vor allem hippokampalen Zusammenhänge mit Cannabis zeigen sich Korrelationen mit den berichteten Einnahmeparametern von MDMA insbesondere im mediofrontalen Kortex (Tabelle 5). Hier scheinen die maximale Einnahmehäufigkeit sowie die maximale Einzeldosis besonders hervorzuhebende Prädiktoren zu sein. Es fällt auf, dass frontal neben GABAergen und glutamatergen Metaboliten insbesondere NAA bedeutsame Korrelationen mit dem Konsum zeigt. Bezüglich des Amphetaminkonsums sind lediglich Assoziationen der durchschnittlichen

Einmaldosis im Hippokampus zu sehen (Tabelle 6). Auf Seite der Metaboliten überwiegen glutamaterge Anteile.

Tabelle 5 Signifikante Korrelationen zwischen Metabolitenkonzentrationen und Parametern des MDMA-Konsums in der Gruppe der starken Konsumenten (n=21)

Metabolite*	Abstinenz	Ø Häufigkeit	Max. Häufigkeit	Max. Einzeldosis	Lebenszeitdosis
Hippokampus					
GABA/Cre			-.495*		
Glu			-.495*		
NAA	-.515*				
Glu+Gln			-.464*		
GPC+PCh/Cre				.448*	
Mediofrontal					
GABA				.582*	.689**
GABA/Cre					.540*
Gln				.485*	
Gln/Cre				.551*	
ml			-.546**		
NAA/Cre			-.832*		
GPC+PCh/Cre		.485*	.516*	.699*	

* Kreatin (Cre), γ-Aminobuttersäure (GABA), Glutamin (Gln), Glutamat (Glu), *myo*-Inositol (ml), *N*-Acetylaspartat (NAA), Glycerophosphocholin (GPC), Phosphscholin (PCh)

Tabelle 6 Signifikante Korrelationen zwischen Metabolitenkonzentrationen und Parametern des Amphetaminkonsums in der Gruppe der starken Konsumenten (n=21)

Metabolite[*]	Durchschnittliche Einzeldosis
Hippokampus	
Gln/Cre	.563*
Glu/Cre	.691**
GPC+PCh	-.513*
Glu+Gln /Cre	.739**

[*] Kreatin (Cre), Glutamin (Gln), Glutamat (Glu), Glycerophosphocholin (GPC), Phosphscholin (PCh)

4 Diskussion

In der vorliegenden Untersuchung wurde, basierend auf den Vorarbeiten der Arbeitsgruppe für Experimentelle Psychiatrie an der Uniklinik Köln (PD Dr. J. Daumann), mittels ^{1}H-MRS im frontomedialen Kortex und im Hippokampus eine Quantifizierung der messbaren Metabolite an zwei Gruppen von MDMA-Konsumenten durchgeführt. Ziel der Untersuchung war es, eventuelle Auffälligkeiten in den gemessenen Metabolitenkonzentrationen in den ROI mit dem Ausmaß des Konsums von MDMA und dem Begleitgebrauch von Amphetaminen und Cannabis in Verbindung zu bringen. Die Messung erfolgte an einem MR-Scanner mit 3 Tesla, da Untersuchungen mit Geräten höherer Feldstärke denen mit niedriger Feldstärke in Auflösung, Selektivität des Spektrallinienspektrums und einer besseren Signal-to-Noise-Ratio (SNR) überlegen sind. Dies ermöglichte es, eine weitaus größere Anzahl von Metaboliten als in bisherigen Studien aus dem Spektrum zu isolieren. Im Gegensatz zu den meisten bisher veröffentlichten Untersuchungen gelang, darüber hinaus, durch Kooperation mit dem MPI für Kognitionsforschung in Leipzig (Prof. Dr. H. Möller) mit Hilfe der Analysesoftware LCModel erstmalig eine umfangreiche absolute Quantifizierung verschiedenster Metabolite bei MDMA-Konsumenten. Die in der Forschungslandschaft vorherrschenden Befunde werden für gewöhnlich als Ratios, z. B. in Relation zu Kreatin oder Cholin, angegeben. Die zugrunde liegende Annahme, dass die Konzentration dieser Referenzmetaboliten unter regulären Bedingen bzw. pathologischen Zuständen konstant ist, hat sich in manchen Studien als haltlos erwiesen. Beispielsweise konnte bei Patienten mit einer Temporallappenepilepsie gezeigt werden, dass der ipsilaterale Temporallappen eine signifikante Erhöhung von Kreatin und Cholin aufweist (Connelly et al. 1994). Darüber hinaus weisen Patienten mit globalen metabolischen Defekten, z. B. nach Hirninfarkt, deutliche Konzentrationsunterschiede im Vergleich zur kontralateralen Hemisphäre auf. Noch deutlichere Befunde führ die uneindeutige Interpretationsmöglichkeit relativer Konzentrationen stammen aus methodischen ^{1}H-MRS-Studien mit gesunden Kontrollprobanden. So konnte gezeigt werden, dass Metabolitenratios weitaus höhere Variationskoeffizienten als die absolute Quantifizierung aufwiesen (Schirmer und Auer 2000). Schließlich belegt eine spektroskopische Studie bei Epilepsiepatienten, dass relative Konzentrationsangaben weniger sensitiv für die Detektion von Auffälligkeiten war. Daher wird eine absolute Quantifizierung der Metaboliten angeraten (Jansen et al. 2006).

Es wurden beginnende und starke Konsumenten in einem Querschnittdesign verglichen. Die beiden Gruppen waren hinsichtlich ihres Alters, des Bildungsstandes und ihres Geschlechts parallelisiert. Da durch Vorarbeiten das Problem des Begleitkonsums anderer Drogen, vornehmlich Cannabis und Amphetamine, bei MDMA-Konsumenten bekannt war, wurden die Gruppen hinsichtlich des Konsums von Cannabis und Amphetaminen ebenfalls soweit möglich parallelisiert. Der Einschluss in die Gruppe der beginnenden Konsumenten erfolgte bei Einnahme von maximal 5 „Ecstasy"-Pillen und höchstens 5-maligem Amphetaminkonsum, starke Konsumenten hatten mindestens 100 Ecstasyeinnahmen und einen Amphetaminkonsum von mindestens 50 g. Für die Untersuchung wurden eine mindestens einwöchige Abstinenzzeit von MDMA sowie eine eintägige Abstinenz von Cannabis gefordert. Hinsichtlich soziodemographischer Parameter (Alter, Geschlecht, Bildung) sind die Gruppen identisch. Ausschließlich für die Konsumdauer von Cannabis ergibt sich ein knapp signifikanter Unterschied in den Gruppen (p=0,04), die beginnenden Konsumenten hatten eine durchschnittliche Konsumdauer hinsichtlich Cannabis von 52,93 Monaten, während die starken Konsumenten bereits im Mittel seit 83,39 Monaten Cannabis konsumierten. Die übrigen Konsumparameter für Cannabis, d. h. Einstiegsalter, durchschnittliche Einzeldosis, und maximale Häufigkeit waren in beiden Gruppen gleich. Die mittlere Ecstasyeinnahme lag bei den beginnenden Konsumenten bei 2,89, für die Gruppe der starken Konsumenten bei 398 Einnahmen im Durchschnitt.

Es wurden metabolische Veränderungen in zwei definierten Voxeln im Gehirn der Probanden bestimmt. Zum einen wurde der Hippokampus ausgewählt, da sich diese Hirnregion bereits in vielen Vorarbeiten als besonders sensibel für die neurotoxischen Auswirkungen des MDMA-Konsums gezeigt hat. Außerdem kommt ihm eine Schlüsselrolle bei Lern- und Gedächtnisfunktionen zu, welche bei MDMA-Konsumenten verschlechtert sind (Übersicht in Gouzoulis-Mayfrank und Daumann 2009). Bereits in anderen Bildgebungsstudien hatten sich Hinweise auf eine gestörte hippokampale Funktion ergeben. Obrocki und Mitarbeiter hatten mittels FDG-PET einen reduzierten Glukosemetabolismus in Ruhebedingung nachgewiesen, Daumann und Mitarbeiter fanden eine geringere hippokampale Aktivierung im fMRT während einer Gedächtnisaufgabe bei MDMA-Konsumenten (Obrocki et al. 1999, Daumann et al. 2004b). Obergriesser und Mitarbeiter (2001) fanden bei der MRS-Untersuchung des Hippokampus zwar keine unterschiedlichen Metabolitenkonzentrationen bei Kontrollen und Konsumenten, führte die Untersuchung jedoch auf einem Gerät mit geringerer Feldstärke (1,5 Tesla) als in der vorliegenden Untersuchung durch. Der Hippokampus ist jedoch auch aus molekularbiologischer Sicht interessant, da er, neben der Subventrikulärzone, eine der Hauptregionen der Neurogenese im Gehirn ist (Reynolds und Weiss 1992, Palmer et al. 1997, Gage 2002). Da in der Debatte um die Toxizität von MDMA auch neuroregenerative Prozesse diskutiert werden, scheint dem Hippokampus auch hier eine entscheidende Rolle zuzukommen. Zusammenfassend spielt der Hippokampus sowohl in seiner Funktion in Lern- und Gedächtnisleistungen als auch als Ort der zentralen Neurogenese eine entscheidende Rolle, so dass hier die Bestimmung der Metabolitenkonzentrationen von Probanden mit unterschiedlichen Konsumparametern sinnvoll erscheint, um ggf. eine kritische Dosis oder relevante Konsumparameter für die Schädigung dieses Areals benennen zu können.

Die zweite Zielregion war der mediofrontale Kortex, der eine maßgebliche Rolle in den Exekutivfunktionen und dem Arbeitsgedächtnis spielt. Zudem ist die Zielregion leichter zu erfassen als der Hippokampus, da dort ein homogeneres Magnetfeld angelegt werden kann. Zugleich sollte ein Hirnareal ausgewählt werden, das nicht spezifisch MDMA-Effekte abbildet, sondern auch in der (Langzeit-)Wirkung anderer Substanzen von Bedeutung zu sein scheint. Dabei war v. a. der o. g. Begleitkonsums von Amphetaminen ein wichtiger Faktor, dessen Konsum, neben basalgaglionären Effekten, über dopaminerge mediofrontobasale Schleifen auch deutliche Wirkungen im frontalen Kortex zeigt. Hier sind Funktionen der Impulskontrolle betroffen, die bei der Performanz in Lern- und Gedächtnisparametern eine wichtige Rolle spielen. Verschiedene Autoren konnten zeigen, dass MDMA-Konsumenten ein schlechteres Abschneiden in frontalen Exekutivfunktionen zeigten als MDMA-naive Kontrollen (Quednow et al. 2006b). MR-spektroskopische Untersuchungen im frontalen Kortex zeigten uneinheitliche Ergebnisse. Chang und Kollegen sowie Daumann und Mitarbeiter fanden keine Unterschiede in der NAA-Konzentration von Konsumenten und Kontrollen, Reneman und Kollegen wiesen eine verminderte Konzentration des Metaboliten im mediofrontalen Kortex nach, die mit Einschränkungen in Lern- und Gedächtnisleistungen korreliert waren (Chang et al. 1999, Reneman et al. 2001b, Daumann et al. 2004b). Hier könnte mit der Messung der Metabolitenkonzentration in dieser Hirnregion in Zusammenschau mit den Konsumparametern eine Aussage über die Vulnerabilität der verschiedenen Areale gemacht werden.

Im Gruppenvergleich der beginnenden und starken MDMA-Konsumenten ergaben sich keine signifikanten Unterschiede in den Metabolitenkonzentrationen, vor allem in den häufig untersuchten Metaboliten N-Acetylaspartart (NAA) und *myo*-Inositol (mI). Es zeigten sich tendenzielle Unterschiede in der Konzentration von Glutamat (Glu) und Glutamin (Gln) im Hippokampus der starken Konsumenten im Sinne einer

Erhöhung dieser Metabolite. Diese Ergebnisse reihen sich in die vorhergehenden Untersuchungen verschiedener Autoren ein (Chang et al. 1999, Obergriesser et al. 2001 und Cowan et al. 2007), stehen aber im Kontrast zu den Ergebnissen von Reneman et al. (2002), wobei es wichtig erscheint, auf die Unterschiede der untersuchten Probanden hinzuweisen. Die vorliegende Untersuchung vergleicht im Gegensatz zu den o. g. Autoren MDMA-Konsumenten mit unterschiedlichen Konsummustern und nicht MDMA-Konsumenten und MDMA-naive Kontrollen, was die Einordnung der Ergebnisse in die Vorarbeiten anderer Forschergruppen erschwert. Chang, Obergriesser und Renemann vergleichen ausschließlich substanznaive Kontrollen mit MDMA-Konsumenten und lassen häufig den Begleitkonsum unbeachtet. Dabei ist bekannt, dass MDMA-Konsumenten häufiger und stärker auch andere Drogen konsumieren und damit die Vergleichbarkeit mit MDMA-naiven Kontrollen einschränken (Scholey et al. 2004, Gouzoulis-Mayfrank und Daumann 2006). Es finden sich im Vergleich der Studien deutliche Unterschiede in den mittleren Abstinenzzeiten, hier finden sich zudem große Standartabweichungen. Dabei zeigen in vitro- und in vivo-Untersuchungen an Ratten, dass die Degeneration der Faserverbindungen einem bestimmten zeitlichen Ablauf folgt und daher ein Zeitfenster von 4-12 Tagen für die Entwicklung der degenerativen Veränderungen gegeben sein muss (Capela et al. 2008, Xie et al. 2006, Baumgarten und Bjorklund 1976). In manchen Studien sind Konsumenten und Kontrollen weder nach Alter und Geschlecht, noch nach Bildungsstand parallelisiert worden. So war die Konsumentengruppe bei Chang in der Studie von 1999 im Mittel älter als die Kontrollgruppe, bei Reneman war in der o. g. Studie der Bildungsstand der Konsumentengrupe signifikant niedriger als in der Kontrollgruppe. Insgesamt sind die Resultate der unterschiedlichen Studien aufgrund der unterschiedlich gewählten Probandengruppen, Konsumparameter und Hirnareale sowie der methodischen Unterschiede nur bedingt miteinander vergleichbar.

Chang und Mitarbeiter zeigten in ersten MRS-Untersuchungen im Gruppenvergleich von Kontrollen und Konsumenten bei MDMA-Usern eine signifikante Erhöhung von mI und mI/Cre im temporoparietalen Kortex sowie eine ebenfalls signifikante Erhöhung von Cho/Cre okzipital. Die temporoparietale Erhöhung von *myo*-Inositol war korreliert mit der kumulativen Dosis. NAA war im Vergleich zu den Kontrollen in keiner der untersuchten Hirnregionen bei den Konsumenten verändert. Im Unterschied zu dieser Untersuchung fanden Reneman und Kollegen eine Verminderung von präfrontalem NAA/Cre und NAA/Cho in MDMA-Konsumenten, jedoch fielen hier keine Unterschiede mediofrontal in der Konzentration von mI oder mI/Cre auf. In dieser Studie war die verminderte NAA-Konzentration im präfrontalen Kortex mit einer schlechteren Performanz in einem Gedächtnis-Test (delayed recall) korreliert. Obergriesser und Mitarbeiter untersuchten den Hippokampus von MDMA-Konsumenten, fanden aber im Vergleich zu MDMA-naiven Kontrollen keine signifikant abweichenden Metabolitenkonzentrationen. Dazu passend fanden Daumann und Mitarbeiter (2004b) in einer MRS-Untersuchung an MDMA-Konsumenten im Vergleich zu Kontrollen mit polyvalentem Drogenkonsum ebenfalls keinen Unterschied in den zuvor genannten Metaboliten.

Anders als in den wenig aussagekräftigen Gruppenvergleichen finden sich einige interessante Korrelationen mit den Konsumparametern. Aufgrund der vielfältigen Einzelkorrelationen werden diese aufgrund der α-Fehlerkumulation nur mit Vorsicht interpretiert, da bei konservativer Bonferroni-Korrektur für multiple Vergleiche keine der Korrelationen noch die Signifikanzschwelle überschritten hätte. Darüber hinaus basieren viele spektroskopische Befunde zu MDMA-Auswirkungen, die zur Interpretation und Erklärung der Ergebnisse der vorliegenden Untersuchung herangezogen werden, auf in vitro- bzw. tierexperimentellen Studien. Erste Hinweise auf eine Neurotoxizität vom MDMA ergaben sich bereits zu einem sehr frühen Zeitpunkt (Schmidt et al. 1986) und wurden unter Laborbedingungen an Mäusen, Ratten und Primaten nachvollzogen. MDMA verursacht im Tierversuch einen Verlust serotonerger Axonterminale, es zeigen sich degenerative Veränderungen in verschiedenen Hirnarealen wie Hippocampus, Striatum und Kortex. Die serotonergen Axone degenerieren retrograd, d. h. vom Axonterminal zum Zellkörper hin, der ausgespart bleibt, der sogenannte „pruning effect" (Xie et al. 2006, Capela et al. 2008, Baumgarten und Bjorklund 1976). Trotz dieser Erkenntnisse sind die eigentlichen Mechanismen für die Toxizität der Substanz noch nicht hinreichend verstanden. Insgesamt ergibt sich die Toxizität wahrscheinlich an ehesten aus einer Reihe von molekularen und pathophysiologischen Abläufen im Zellstoffwechsel unter dem Einfluss von MDMA. Hierzu zählen die induzierte Hyperthermie, der verstärkte Metabolismus der Monoamine und die damit verbunden exzitotoxischen Prozesse, Einflüsse auf immunologische und neuroendikrinologische Kaskaden, aber vor allem oxidativer Stress (Übersicht von Capela et al. 2008). Einige Studien zeigen eine direkte apoptotische Wirkung von MDMA auf neuronale Zellen, die vermutlich über eine agonistische Wirkung am 5-HT$_{2a}$-Rezeptor vermittelt werden (Stumm et al. 1999, Jimenez et al. 2004, Capela et al. 2007). Ob die Hinweise auf Toxizität im Tiermodell jedoch auf den Menschen übertragbar sind, ist eine nur schwerlich zu beantwortende Frage (de la Torre und Farre 2004, Easton 2006). Es finden sich bereits zwischen verschiedenen Spezies deutliche, für die Toxizität relevante Unterschiede. Selbst in unterschiedlichen Stämmen der gleichen Spezies von Ratten zeigen sich z. T. weitaus weniger toxische Effekte. Verantwortlich hierfür sind u. a. Unterschiede im MDMA-Metabolismus, die bei einigen Spezies und Stämmen zu einer Kumulation toxischer Metabolite führt, während andere durch einen von Beginn an anderen Stoffwechselweg vor diesen Effekten weitgehend geschützt sind. Trotz dieser Eisnchränkungen muss bei der Interpretation der gefundenen Zusammenhänge auch auf tierexperimentelle Arbeiten zurückgegriffen werden, da die Datenlage zu Untersuchungen am Menschen noch nicht ausreichend ist.

In der vorliegenden Untersuchung wurde der stärkste korrelative Zusammenhang mediofrontal bezüglich des MDMA-Konsumparameters der maximalen Häufigkeit und der NAA/Cre-Ratio gefunden, weiter fand sich eine Assoziation zwischen NAA und der Abstinenzzeit von MDMA im Hippokampus. NAA gilt als Marker der neuronalen Integrität. Bereits in früheren Studien wurden herabgesetzte NAA-Konzentrationen bei MDMA-Konsumenten gefunden und als Ausdruck eines neurodegenerativen Geschehens gewertet. Dies zeigte sich in der vorliegenden Untersuchung nicht ausschließlich, wie im Hippokampus, für NAA allein, sondern im Verhältnis zum Gesamtkreatin als NAA/Cre-Ratio, was die Signifikanz des Befundes abschwächt. Allerdings werden in den meisten MR-spektroskopischen Untersuchungen Metabolitenkonzentrationen im Verhältnis zu Kreatin angegeben, daher fällt der Vergleich der Ergebnisse mit den Vorarbeiten anderer Autoren in diesem Fall leichter. Eine verringerte NAA/Cre-Ratio wurde nicht ausschließlich bei MDMA-Konsumenten gezeigt, Studien mit Konsumenten anderer legaler und illegaler Substanzen ergaben ebenfalls Verminderungen dieses Metaboliten in unterschiedlichen Hirnarealen (Übersicht von Licata und Renshaw 2010). Im mediofrontalen Kortex fanden sich in der vorliegenden Studie positive Korrelationen von Cho/Cre mit der maximalen Häufigkeit des Konsums, der durchschnittlichen Häufigkeit und der maximalen Einzeldosis im Sinne einer Erhöhung der Cholinkomponenten. Im Hippokampus war Cholin mit der maximalen Einzeldosis positiv korreliert. Diese Ergebnisse sind konsistent mit denen anderer Autoren (z. B. Chang et al. 1999, Reneman et al. 2001) und werden als Ausdruck neuronaler Degeneration und Zeichen eines gliösen Umbaus verstanden. In der vorliegenden Studie ergab sich mediofrontal eine negative Korrelation von mI mit der maximalen Häufigkeit des MDMA-Konsums, seine Konzentration war also bei häufigem Konsum vermindert. Dies wiederum steht in Kontrast zu den bisherigen Untersuchungen (Übersicht von Licata und Renshaw 2010).

Über diese, zum größten Teil bekannten Befunde hinaus fand sich ebenfalls mediofrontal eine bisher noch nicht beschriebene positive Korrelation von Glutamin sowie der Gln/Cre-Ratio und der maximalen Einzeldosis, wohingegen im Hippokampus eine negative Korrelation der selben Metaboliten mit der maximalen Häufigkeit des MDMA-Konsums gezeigt werden konnte. Die Metabolitenkonzentrationen von Glutamat und Glutamin werden in der Literatur häufig als Glutaminkomponenten (Glx) zusammengefasst. Es finden sich heterogene Befunde, für illegale Substanzen werden aber ausschließlich verminderte Konzentrationen für Glx gefunden (Übersicht bei Licata und Renshaw 2010). Eine Erhöhung der Konzentration von Glx kann in der Zusammenschau mit einer erhöhten Cho-Konzentration ebenfalls als Ausdruck eines verstärkten gliösen Umbaus verstanden werden, da Glu wie auch Gln in Gliazellen vorkommt und von dort aus den Neuronen zur Synthese von Glutamat oder GABA zur Verfügung gestellt wird.

Interessant ist, dass weder die Kumulativdosis noch die durchschnittliche Einzeldosis von MDMA mit einer Veränderung der Metabolite korreliert ist, sondern sich viele Zusammenhänge mit der maximalen Einzeldosis von MDMA ergeben. Dieser Befund wird durch eine Arbeit von Quednow et al. (2006b) unterstützt, die einen starken Zusammenhang zwischen maximaler Einzeldosis und frontaler Exekutivfunktion findet. Dies könnte ein Hinweis auf die Relevanz einer akuten Überdosierung, also einer relativen MDMA-Intoxikation für folgende degenerative Prozesse sein. Häufig werden in tierexperimentellen Studien extrem hohe MDMA-Dosen verwandt, wonach sich im Verlauf eine Degeneration und ein Verlust serotonerger Axonterminale zeigt. In den Studien mit MDMA-Konsumenten werden zwar in der Regel solch hohe Dosen nicht erreicht, jedoch werden immer wieder dem Tierexperiment vergleichbar hohe Einzeldosen von Probanden berichtet. Neben einer akuten Intoxikation durch MDMA, mit den in Kap. 1.1.4 beschriebenen somatischen Komplikationen, wäre die Existenz einer individuellen Schwellendosis denkbar, bei der es durch Dekompensation der molekularen und zellphysiologischen Prozesse zu akuten Zelluntergängen kommt. Gleichzeitig finden sich in der Literatur deutliche Hinweise für die Relevanz von Umgebungsfaktoren bei der Neurotoxizität von MDMA (Übersicht von Capela et al. 2008). Da MDMA-Konsum beim Menschen stets eine Erhöhung der Körpertemperatur zur Folge hat (Freedman et al. 2005) und die Einnahme hoher Einzeldosen häufig im Zuge von Veranstaltungen in überhitzten Räumen erfolgt, könnte der Hyperthermie hierbei eine größere Rolle zukommen (Crean et al. 2006, Von Huben et al. 2006). Malberg und Seiden (1998) fanden einen deutlichen Zusammenhang zwischen Umgebungstemperatur und Neurotoxizität von MDMA in Ratten. MDMA zeigte bei Temperaturen von 20°C-24°C keine signifikanten neurotoxische n Effekte, ab einer Raumtemperatur von 26°C wurde eine signifikante Dep letion von Serotonin gemessen. Andere Studien zeigen, dass eine Verhinderung der MDMA-induzierten Hyperthermie einen protektiven Effekt in Bezug auf die Neurotoxizität hat (Schmidt et al. 1990, Shioda et al. 2008). Durch die Hyperthermie werden sowohl Serotonin als auch Dopamin rascher ausgeschüttet (O´Shea et al. 2005), es kommt zu einer vermehrten Bildung freier Radikale (Shankaran et al. 1999). Zusätzlich entstehen durch die zweiphasige Metabolisierung von MDMA verschiedene Zwischenstufen, die ihrerseits direkt neurotoxisch wirken (Milhazes et al. 2006, Capela et al. 2006a). Mit einer hohen Einzeldosis MDMA ist aufgrund von Überlastung der Stoffwechselwege durch den oxidativen Stress eine Kumulation toxischer Metabolite in der Zelle denkbar, die durch eine direkte Schädigung der Zelle und/oder deren Stoffwechselvorgängen zum Zelltod führen. Eine neuere in vitro-Studie an humanen Hepatozyten hat gezeigt, dass das Phase II-Enzym Kathecholaminmethyltransferase (COMT) und Glutathion für die Detoxifikation der anfallenden Zwischenstufen aus dem Phase I-Abbau maßgeblich sind (Antolino-Lobo et al. 2010). Ein Überangebot der hochreagiblen Substrate könnte in verstärktem Maße zur Bildung freier Radikale führen, was für verschiedene Abbauprodukte bereits nachgewiesen wurde. Durch Reaktionen mit freien Radikalen kann z. B.

Glutathion, und damit die Phase II-Metabolisierung von MDMA, inhibiert werden. Auch diese Vorgänge werden durch eine erhöhte Körpertemperatur und/oder Umgebungstemperatur verstärkt. Insgesamt führt eine hohe Einzeldosis zu deutlich verstärktem oxidativen Stress und kann so, v. a. in Verbindung mit ungünstigen Umweltfaktoren, zu einer Zellschädigung bis hin zum Zelltod führen (Übersicht von Green et al. 2003). Die maximale Einzeldosis scheint weder bei Cannabis noch bei Amphetaminen eine Rolle zu spielen, da Korrelationen ausschließlich bei Parametern des MDMA-Konsums in der Gruppe der starken Konsumenten auftraten. Zusammenfassend ist die Evaluation der maximalen Einzeldosis aus den genannten Gründen von großer Wichtigkeit.

Eine weitere Korrelation im Hippokampus sollte ebenfalls genauer betrachtet werden, da diese Veränderung im Zusammenhang mit MDMA-Konsum bisher nicht beschrieben wurde. Es zeigte sich eine positive Korrelation zwischen den Metabolitenkonzentrationen von Glutamin und Glutamat in Relation zu Kreatin und der durchschnittlichen Einmaldosis von Amphetamin in der Gruppe der starken MDMA-Konsumenten. Von anderen Autoren wurden keine Bestimmungen der einzelnen Metabolitenkonzentrationen von Glutamat und Glutamin im Zusammenhang mit Substanzkonsum berichtet. Bisher wurden in der Untersuchung der Langzeitwirkung legaler und illegaler Drogen ausschließlich bei Alkoholkonsum eine Erhöhung des Glutamatkomplexes (Glutamin + Glutamat, Glx) in den Basalganglien gefunden (Miese et al. 2006), eine Messung des Hippokampus bei Rauchern zeigte keine Veränderung in der Glx-Konzentration (Gallinat und Schubert, 2007). Vergleichbare Metabolitenveränderungen wurden aber bei MR-spektroskopischen Untersuchungen an psychiatrischen Patienten gefunden. Hier zeigten sich erhöhte Metabolitenkonzentrationen von Glutamat im Verhältnis zum Gesamtkreatin im Hippokampus von ersterkrankten Schizophrenen und UHR-Patienten (Patienten mit stark erhöhtem Psychoserisiko), jedoch nicht bei chronisch Erkrankten. Für die Interpretation dieser Befunde schlägt Dager et al. (2008) vor, sich der Glutamathypothese zuzuwenden, die von einer Erhöhung des Glutamatstoffwechsels durch Hypoaktivität des postsynaptischen NMDA-Rezeptors ausgeht. Die Herleitung des Glutamatmodells bei der Entstehung schizophrener Psychosen erfolgte aus Studien mit Halluzinogenen, die bei gesunden Probanden Schizophrenie-ähnliche Symptome auslösen. Es kommt nach der Blockade postsynaptischer NMDA-Rezeptoren durch die Substanzen zu einer exzessiven Freisetzung von Glutamat in den synaptischen Spalt und entsprechend zu einer Hyperexzitation des postsynaptischen Neurons (Olney et. al. 1999, Moghaddam et al. 1997). In weiteren MRS-Studien konnte das Modell eines gestörten Glutamatmetabolismus zu Beginn der Erkrankung bestätigt werden (Theberge et al. 2002 und 2003). Die Vergleichbarkeit der Daten psychisch kranker Patienten mit den MDMA-Konsumenten ist zwar äußerst gering, eine Störung des postsynaptischen Neurons könnte aber den o. g. Befunden neben anderen Ursachen ebenfalls zugrunde liegen. Da die genannten Veränderung der Metabolitenkonzentration mit Parametern des Amphetaminkonsums in der Gruppe der starken MDMA-Konsumenten positiv korreliert war, liegt die Vermutung nahe, dass es sich um einen Kumulationseffekt der für beide Substanzen beschriebenen langfristigen neurotoxischen Effekte handelt. Hier war die durchschnittliche Einzeldosis von Amphetamin mit den genannten Veränderungen korreliert. Amphetaminkonsum führt zu einer fulminanten Freisetzung und Wiederaufnahmehemmung von Dopamin und Nordadrenalin sowie, in geringerem Maß, von Serotonin. Ähnlich wie bei MDMA wurde auch für Amphetamin im Tiermodell Neurotoxizität nachgewiesen (Seiden und Sabol, 1996). Hohe und wiederholte Dosen führen zu weitgefächerter Degeneration von dopaminergen und auch serotonergen Axonterminalen, was zu Serotonin- und Dopamindepletion und zu niedrigeren Transporterdichten für beide Transmitter führt (Seiden und Sabol 1996, Hanson et al. 2004). Im Vergleich zu Serotonin sind die Effekte von Amphetamin auf das dopaminerge System stärker. Darüber hinaus ist tierexperimentell gezeigt worden, dass Amphetamin in unterschiedlichen Zellpopulationen durch indirekte Aktivierung des intrazellulären Enzyms Caspase direkt an zellapoptotischen Prozessen beteiligt ist (Übersicht bei Cadet et al. 2007). Auch der durch Amphetamin fulminant freigesetzte Transmitter Dopamin kann durch die hohe Reagibilität, d. h. rasche Oxidationsfähigkeit, neurotoxisch wirken (Hastings et al. 1996). Dopamin wird enzymatisch durch MAO-B und nicht-enzymatisch durch Autooxidation abgebaut. Bei der Autooxidation entstehen Wasserstoffperoxid (H_2O_2) und Hyperoxide (O_{2+}^-), die mit Metallionen reagieren und ein hochtoxisches Hydroxylradikal bilden können. Hyperoxide können weiterhin mit Stickstoffmonoxid (NO) ebenfalls hochtoxisches Peroxinitrit bilden (Cadet und Brannock 1998). Bei einer Erhöhung der Metabolisation von Dopamin kommt es zu erhöhtem oxidativen Stress und einer Kumulation der o. g. Stoffwechselprodukte mit anschließenden Zelltod dopaminerger und benachbarter Zellen (Jones et al. 2000), wenn das intrazelluläre antioxidante System dekompensiert. Auf die Rolle von Dopamin für die Toxizität von MDMA machten bereits Sprague und Mitarbeiter (1990) aufmerksam. MDMA führt akut zu einer starken Freisetzung von Serotonin und Dopamin, wodurch es zu einer Depletion des intrazellulären Serotonins kommt. Serotonin aktiviert $5-HT_{2A/2C}$-Rezeptoren an postsynaptischen GABAergen Interneuronen, wodurch die GABA-Freisetzung vermindert und Dopaminfreisetzung und dessen Synthese erhöht werden. Das auf diese Weise massiv erhöhte Dopamin im synaptischen Spalt könnte hiernach durch den Serotonintransporter in das depletierte serotonerge Axon transportiert werden. Hier geschieht der Abbau von Dopamin wie beschrieben enzymatisch und autooxidativ. Diese wirken durch die o. g. Mechanismen zytotoxisch und führen zur selektiven Degeneration der serotonergen Axonterminalen. Obwohl der Hippokampus nur spärlich dopaminerg innerviert ist, wird die Konzentration von Dopamin durch MDMA in Hippokampus dennoch deutlich angehoben. Hier könnte die exzessive Freisetzung von Dopamin durch Amphetamine einen synergistischen Effekt zu MDMA haben, zumal Amphetamine MAO inhibieren und so zu einer verstärkten Autooxidation von Dopamin führen.

Insgesamt kann also eine gegenseitige Verstärkung des neurotoxischen Potenzials von MDMA und Amphetamin postuliert werden. Da der Hippokampus eine besonders sensible Struktur in Bezug auf MDMA-induzierte Neurotoxizität zu sein scheint und in einigen Untersuchungen sogar eine Volumenreduktion des Hippokampus bei Substanzkonsum beschrieben wird (siehe Kap. 1.1.6.2), könnte eine Potenzierung der Schäden auf zellulärer Ebene durch Amphetaminkonsum hier bereits zu ausgeprägten degenerativen Veränderungen geführt haben.

Ein ausgeprägter Zelluntergang im Hippokampus würde auch erklären, warum sich neben den genannten Veränderungen von Glutamin und Glutamat nur noch eine negative Korrelation mit Cholin ergab, sich jedoch kein Zusammenhang mit NAA zeigte. Der ausgeprägte Zelluntergang könnte bereits zu einer Herabsetzung des Gesamtkreatins geführt haben, weshalb sich relativ dazu eine tatsächliche Verminderung von NAA nicht in den Messungen niederschlagen würde. Durch die starken kumulativen Effekte der beiden Substanzen könnte der Zelluntergang weiterhin nicht nur auf serotonerge Axonterminale beschränkt bleiben, sondern auch andere Zellen durch den oxidativen Stress in Mitleidenschaft gezogen und zum Absterben gebracht haben. Hier sei z. B. auf die Rolle von Stickstoffmonoxid (NO) hingewiesen, das in Mikroglia und Makrophagen gebildet wird und eine wichtige Funktion in der interneuronalen Kommunikation hat, z. B. als second messenger und bei der Modulation von Rezeptoren (Lehninger et al. 1996). MDMA führt zu einer Erhöhung von Stickstoffmonoxid (Zheng und Laverty 1998), die Verbindung diffundiert vom Bildungsort in benachbarte Gewebe und Zellen. Es reagiert rasch mit Hyperoxiden und bildet hochtoxische Verbindungen (Beckmann et al. 1990), kann in hohen Konzentrationen durch die Blockade lebenswichtiger Zellstoffwechselvorgänge auch zum Zelltod führen. Ein Indiz hierfür könnte die negative Korrelation von Cholin mit denselben Konsumparametern sein. Da sich keine Veränderung der Metabolitenkonzentration von NAA und mI zeigt, könnte eine Verminderung der Signalintensität von Cholin ein Hinweis auf einen pathologischen Glia-Prozess sein.

Nimmt man aufgrund der o. g. Mechanismen eine ausgeprägtere Schädigung des Hippokampus an, ließe sich diese Annahme durch den Einfluss von MDMA auf die Glutamatfreisetzung weiter erhärten. Für die Toxizität von MDMA wird neben den bereits erwähnten Mechanismen eine exzitotoxische Genese durch erhöhte Freisetzung von Glutamat postuliert, dessen schädigende Einflüsse auf die neuronale Integrität nachgewiesen wurden (Yi und Hazell 2006). In einer Studie konnten Nash und Yamamoto (1992) allerdings zeigen, dass die Glutamatfreisetzung nach Amphetamin-, nicht aber nach MDMA-Gabe anstieg. Andere Autoren fanden sogar eine Inhibition von Glutamat durch MDMA. Diese Hemmung soll bei MDMA indirekt durch die Erhöhung von Serotonin und Dopamin vermittelt sein (White et al. 1994). Capela und Mitarbeiter (2008) nehmen u. a. eine indirekte Erhöhung von Glutamat durch MDMA durch 5-HT_{2A}-Rezeptor-vermittelten Zelltod postsynaptischer Neurone an, wahrscheinlich u. a. durch die intrazelluläre Erhöhung von Ca^{2+}-Ionen und eine second messenger-vermittelte Modulation der Glutamatausschüttung. Schließt man sich dieser Hypothese an, dann könnte es durch den Zelluntergang postsynaptischer Neurone im Hippokampus zu einer Disinhibition der Glutamatfreisetzung gekommen sein. Diese Enthemmung der Glutamatfreisetzung führt ihrerseits wiederum zu exzitotoxischen Zellschädigungen. Diese Effekte würden sich im Sinne eines circulus vitiosus gegenseitig unterhalten. Da MDMA und Amphetamine Einfluss auf die Kortisolausschüttung haben und sich im Hippokampus eine besonders hohe Dichte von Gluccokortikoidrezeptoren findet, könnte sich auch hier ein Zusammenhang mit einer hippokampalen Degeneration ergeben. Eine hohe Anfälligkeit des Hippokampus für degenerative Kortisolwirkung wurde mehrfach beschrieben (Ockenfels 1969, Herbert et al. 2006), zudem moduliert Kortisol die Glutamatausschüttung ebenfalls und kann so die o. g. Mechanismen verstärken. Ob Kortisol ebenfalls zu einem Untergang von Astrozyten führt ist Gegenstand der Forschung (Pretorius und Marx 2004). Zu einer Verminderung der neuronalen Dichte des Hippokampus passen ebenfalls Befunde, die eine Inhibition der hippokampalen Neuroneogenese durch Amphetamin und MDMA nahelegen. Zusätzlich zu ihren neurotoxischen Effekten sollen nach neueren Erkenntnissen sowohl MDMA als auch Amphetamine die Neuroneogenese im Gyrus dentatus des Hippokampus herabsetzen und so die neuronale Regeneration des Gehirns kompromittieren (Übersicht von Eisch und Harburg, 2006, Gage 2002). Es finden sich in der Literatur Hinweise dafür, dass für eine relevante Hemmung der Neuroneogenese im Hippokampus nicht eine hohe Einmaldosis, sondern wiederholte Einnahmen von Stimulanzien notwendig sind (Übersicht von Eisch und Harburg, 2006). Dieser Befund sowie die bereits erwähnte Notwendigkeit einer wiederholten Administration von Amphetamin zur Entfaltung seiner neurotoxischen Potenz stehen im Einklang mit der in der vorliegenden Studie gefundenen Korrelation der durchschnittlichen Einmaldosis von Amphetamin mit den Metabolitenkonzentrationen im Hippokampus. Weiterhin könnte die bereits diskutierte Verminderung der Cholinkonzentration auch ein Hinweis auf eine gestörte Funktion des Hippokampus sein. Konsistent hierzu zeigen verschiedene Untersuchungen einen Abfall der Cho-Signalintensität bei depressiven Störungen in den Basalganglien, im Hippokampus und im linken Temporallappen (Renshaw et al. 1997, Ende et al. 2000, Kusumakar et al. 2001). Veränderungen in der Metabolitenkonzentration stehen möglicherweise im Zusammenhang mit einem klinischen Therapieerfolg. Insgesamt ist die Verminderung der Signalintensität von Cholin im Hippokampus nur schwer einzuordnen, ließe sich aber mit einem relevanten Zelluntergang in Einklang bringen. In der Zusammenschau passen zu den angenommenen degenerativen Veränderungen im Hippokampus die bei Konsumenten gefundenen Einschränkungen der kognitiven Leistungsfähigkeit. Dies zeigen die Vorarbeiten verschiedener Arbeitsgruppen, die bei

MDMA- und Amphetaminkonsum Defizite in der Gedächtnisleistung von Probanden finden (Gouzoulis-Mayfrank und Daumann 2009).

Im Gegensatz zu den Zusammenhängen mit Amphetamin sind die Korrelationen des Cannabiskonsums mit den Metaboliten heterogen und lassen sich nur bedingt in die aus den bisherigen Untersuchungen gewonnenen Erkenntnissen in Einklang bringen. Es fand sich z. B. eine Erhöhung der GABA-Signalintensität im Hippokampus mit einer längeren Dauer des THC-Konsums sowie eine Erhöhung der GABA/Cre-Ratio, die mit der maximalen Häufigkeit des Konsums korreliert war. Mediofrontal war diese auch dort gefundene Erhöhung der Metabolitenkonzentration von GABA mit dem Einstiegsalter des Cannabiskonsums positiv korreliert. In der vorliegenden Untersuchung fand sich ebenfalls eine Erhöhung von GABA und der GABA/Cre-Ratio im mediofrontalen Kortex in Korrelation mit der Kumulativdosis von MDMA. Ursächlich hierfür kann eine Überlagerung durch den starken Cannabiskonsum in der Gruppe der starken Konsumenten sein. In der Literatur finden sich insgesamt nur sehr wenige Untersuchungen, die sich mit der Veränderung der Konzentration von GABA beschäftigen. Eine Erhöhung der Metabolitenkonzentration von GABA wurde bisher z. B. von einer Arbeitsgruppe berichtet, die eine erhöhte Signalintensität im mediofrontalen Kortex von Patienten mit Narkolepsie gefunden hat (Kim et al. 2008). Eine weitere Studie fand eine negative Korrelation der präfrontalen GABA-Konzentration und Extraversion, gemessen mit dem NEO-FFI (Goto et al. 2010). In einigen Studien werden bei ängstlichen und depressiven Symptomen verminderte GABA-Konzentrationen gefunden (Übersicht von Chang et al. 2003). Die in der vorliegenden Studie erhobenen Befunde bezüglich einer Veränderung der Metabolitenkonzentration von GABA bei MDMA-Konsumenten sind bisher noch nicht beschrieben, daher wird von einer weiteren Interpretation dieser Befunde Abstand genommen.

In Bezug auf Cannabis-Konsumparameter fand sich im Hippokampus über die erwähnten Assoziationen hinaus eine negative Korrelation mit

Cholin und der Cho/Cre-Ratio sowie eine positive Korrelation mit ml/Cre-Ratio für die Abstinenzzeit, ml war ebenfalls positiv mit dem Einstiegsalter korreliert. Auffallend aber ist, dass ml und Cho gegensinnig korreliert sind. Da Inositol ausschließlich, Cholin hauptsächlich in Gliazellen vorkommt, reflektiert eine Erhöhung beider Metabolitenkonzentrationen oft eine vermehrte Bildung von Gliazellen. Eine Verringerung der Cholin-Konzentration wurde z. B. bei hepatischen Enzephalitiden in Verbindung mit toxischen Stoffen, z. B. Ammoniak, beschrieben, wobei hier aber ml gleichsinnig in seiner Konzentration vermindert war (Kreis et al. 1992). MI hat eine wichtige Funktion bei der osmotischen Regulation der Zelle (Paredes et al. 1992, Haussinger et al. 1994) und ist bei entzündlichen Erkrankungen in seiner Konzentration deutlich herabgesetzt. Erhöhte Konzentrationen von ml wurden z. B. bei Patienten mit M. Alzheimer gefunden (z. B. Martinez et al. 2004). Die gegensätzliche Entwicklung der Metabolitenkonzantrationen von Cholin und *myo*-Inositol im Zusammenhang mit neurotoxischen oder -degenerativen Vorgängen lässt sich daher nur schwer interpretieren, eine Modulation durch inflammatorische Prozesse könnte aufgrund dieser Konstellation von Befunden jedoch zumindest vermutet werden. An dieser Stelle sei kurz auf die bereits weiter oben referierten Korrelationen von Cholin und ml mit der maximalen Häufigkeit des MDMA-Konsums zurückgegriffen. Hier fand sich ebenfalls die entgegengesetzte Korrelation der beiden Metabolitenkonzentrationen. Die Befunde lassen sich vor dem Hintergrund der Veränderungen von Cholin und ml in entzündlichem Gewebe interpretieren. Dabei könnte die in der Korrelation mit den MDMA-Konsumparametern gefundene Herabsetzung der ml-Konzentration Ausdruck einer Veränderung der zellulären osmotischen Regulation, z. B. durch inflammatorische Vorgänge, sein. Im Rahmen von entzündlichen Prozessen kann es zu einer reaktiven Proliferation von Gliazellen und somit zu einer Erhöhung der Cholin-Konzentration kommen (Venkatesh et al. 2001). Nimmt man also eine Veränderung der Abwehrlage durch MDMA-Konsum an, könnte die gegensätzliche Entwicklung der beiden Metaboliten Ausdruck dieses Umstandes sein. In der

Literatur finden sich ebenfalls Hinweise auf einen Einfluss von Cannabis auf die Abwehrlage. Touriño et al. (2010) konnten in einer neueren Studie zeigen, dass THC die Neurotoxizität von MDMA bei Mäusen deutlich herabsetzen kann. Dies soll v. a. durch eine Reduktion der MDMA-vermittelten Hyperthermie, aber auch durch Modulation inflammatorischer Prozesse geschehen. Cowan und Mitarbeiter (2008) untersuchten MR-spektroskopisch Konsumenten mit polyvalentem Konsum, dabei wurde allerdings ausschließlich eine Veränderung von NAA gemessen. Die Autoren fanden zunächst eine signifikante Verminderung der Metabolitenkonzentration für NAA in Brodmann-Areal (BA) 45, die mit der „lifetime-dose" von Cannabis korreliert war. Von den ursprünglich 12 untersuchten Probanden in der Cannabisgruppe gaben 8 einen zusätzlichen Konsum von MDMA an. Diese Probanden hatten in Bezug auf die „lifetime-dose" einen deutlich höheren Konsum als die verbleibenden 4 ohne MDMA-Konsum. Die Autoren berichten, dass nach der Herausnahme der 4 MDMA-naiven Probanden die Signifikanzschwelle unterschritten wurde, so dass sich nur noch eine Tendenz für eine herabgesetzte NAA/Cre-Ratio zeigte. Eine Korrelation mit NAA-Konzentrationsveränderungen und Cannabiskonsum fand sich in der vorliegenden Untersuchung nicht. Eine mit unseren Befunden konsistente Vorarbeit findet sich nicht, insgesamt bleiben die Befunde zum Cannabiskonsum uneinheitlich und sind nur schwer zu interpretieren.

Obwohl in der vorliegenden Studie versucht wurde, Konfundierungen auf ein Minimum zu begrenzen, unterliegen die Befunde einigen Limitationen, die zum größten Teil im nicht randomisierten Design der Untersuchung begründet sind. Insbesondere der Begleitkonsum von Amphetaminen und Cannabis schränken einen alleinigen Bezug der Ergebnisse zum MDMA-Konsum ein. Wie zuvor erwähnt, liegen bereits spektroskopische Befunde bei unterschiedlichen Konsumentenkollektiven legaler und illegaler Drogen vor. Metabolitenveränderungen wurden für Amphetamin, Methamphetamin, Kokain, Opiate, Cannabis, Alkohol und Nikotin nachgewiesen (Übersicht von Licata und Renshaw 2010). Allerdings finden sich in der vorliegenden Stichprobe weitaus deutlichere korrelative Zusammenhänge mit dem MDMA-Konsum als mit dem Amphetaminkonsum, was darauf hindeutet, dass der Begleitkonsum einen eher nachgeschalteten Einfluss hat. Aufgrund der Abstinenzzeit für diese beiden Substanzen von mindestens eine Woche, sind Subakuteffekte weitgehend auszuschließen. Leider kann dies für den Gebrauch von Cannabis, für den nur eine Abstinenz am Untersuchungstag gefordert war, nicht gelten. Diese kurze Abstinenzzeit war für die Bereitschaft der Probanden zu Teilnahme erforderlich. Es ist daher nicht auszuschließen, dass die in dieser Arbeit berichteten Resultate zumindest zum Teil durch Subakuteffekte von Cannabis zustande gekommen sind. Hierzu liegen jedoch keine Veröffentlichungen vor, die diese Annahme erhärten könnten.

Das Ausmaß des Substanzkonsums basierte auf Selbsteinschätzung der Probanden und kann, folglich, fehlerhaft sein. Um diese potenziellen Unsicherheiten zu kontrollieren, wurden jedoch Haarproben genommen und durch das Institut für Rechtsmedizin der Universitätsklinik Köln (Univ.-Prof. Dr. Käferstein) analysiert, wodurch die Angaben der Probanden verifiziert wurden. Darüber hinaus wurde das differenzierte Substanzinterview bereits in einer Vielzahl anderer Studien von der Arbeitsgruppe Gouzoulis-Mayfrank und Daumann angewandt. Schließlich bekräftigen Validierungsstudien die hohe Reliabilität der Probandenangaben zum Konsum (Martin et al. 1988, Rothe et al. 1997). Ergänzend sei erwähnt, dass den Probanden die Ein- und Ausschlusskriterien für die Untersuchung nicht bekannt waren und so auch kein Motiv zur Verfälschung der Konsummengen bestand.

Für die Akquisition der Protonenspektren und deren Auswertung erfolgte mit größtmöglicher Sorgfalt. Die Auswahl des Hippokampus als Zielregion stellt jedoch besondere Herausforderungen an die Datenerhebung dar, da es hier besonders schwierig ist, die für die spektroskopische Untersuchung notwendige Magnetfeldhomogenität herzustellen. Zur Minimierung der daraus resultierenden geringeren Qualität der Spektren wurde vor Messbeginn eine langwierige manuelle Shimming-Prozedur durch einen ^{1}H-MR-spektroskopierfahrenen Physiker am MPI für Neurologie in Köln durchgeführt. Dennoch konnten insgesamt weniger Metabolite im Hippokampus geschätzt werden als im mediofrontalen Kortex. Trotz vieler schlüssiger Zusammenhänge der Metabolitenkonzentrationen mit Konsumparametern waren die Ergebnisse der vorliegenden Untersuchung nicht komplett einheitlich. Beispielsweise zeigte die maximale Einnahmehäufigkeit von MDMA einen positiven Zusammenhang mit Cho und zugleich einen negativen mit ml, was auf Basis der verfügbaren Literatur eher ungewöhnlich ist, da meistens eine Erhöhung beider Metaboliten beschrieben und im Sinne eines gliösen Umbaus gewertet wird. Zusätzlich wurden die Resultate der Korrelationsanalysen nicht durch die Gruppenvergleiche zwischen beginnenden und starken Konsumenten verifiziert. Dies mag auf den ersten Blick an der Relevanz der vorgestellten Resultate zweifeln lassen, allerdings weisen bereits frühere Untersuchungen darauf hin, das erst ein sehr ausgeprägter Konsum zu detektierbaren Veränderungen in der Konzentration der Metabolite führt (Reneman et al. 2002, Daumann et al. 2004b).

Vor diesem Hintergrund stellt sich die Frage, wie geeignet die ^{1}H-MRS als diagnostisches Werkzeug neurobiologischer Veränderung durch Substanzkonsum ist. Interessanterweise wird diese Frage auch in aktuellen Übersichtsarbeiten zur generellen Anwendung der MR-Spektroskopie in der Psychiatrie aufgeworfen. In diesem Zusammenhang wird v. a. über die Spezifität der bei verschiedenen psychischen Störungen gefundenen Konzentrationsveränderungen der Metabolite gemutmaßt. Die Datenlage lässt hier jedoch noch keine abschließende Beurteilung der Methode zu. Noch erscheinen die wenigen Untersuchungen nicht ausreichend homogen, was zum einen in der Methode der Datenerhebung und Auswertung, zum anderen jedoch auch an der Heterogenität innerhalb psychiatrischenosologischer Entitäten begründet liegt. Darüber hinaus sind deren hirnphysiologische Prozesse ebenso heterogen und bisher noch nicht ausreichend verstanden, so dass die Zuordnung der Veränderungen in den Metabolitenkonzentrationen uneindeutig ist. Diese phänotypische Vielgestaltigkeit zusammen mit den technischen Limitationen hat bisher dazu geführt, dass die Spektroskopie im Vergleich zu anderen MR-Methoden nur selten zur Anwendung kam. Fortschritte in der Datenerhebung und Auswertung könnten jedoch in naher Zukunft zu einer Ausweitung des Anwendungsgebietes führen. Mögliche Anwendungsfelder wären die Untersuchung pathophysiologischer und psychopharmakologischer Mechanismen neuropsychiatrischer Störungen, Monitoring des Therapieverlaufs psychischer Störungen sowie eine Erweiterung der bisherigen Klassifikation psychischer Störungen auf neurochemischer Basis. Beispielhaft für diese hochkomplexen Zusammenhänge sei noch einmal auf die mannigfaltigen direkten und indirekten, akuten und langfristigen pharmakologischen Wirkungen von MDMA hingewiesen. Neben denen in dieser Arbeit angesprochenen Wirkungen und Wechselwirkungen auf der Ebene der Neurotransmitter existiert noch eine Vielzahl von Interaktionen auf immunologischer, metabolischer und neuroendokriner Ebene. Der Zusammenhang von MDMA-Konsum mit Veränderungen der Kortisolausschüttung und damit der Einfluss auf das Hypothalamisch-Hypophysäre-Adrenale-Stressantwortsystem (HPA-Achse) und auf inflammatorische Prozesse konnte aufgrund seiner Komplexität in der vorliegenden Arbeit leider nich erschöpfend diskutiert werden. Einflüsse genetischer Polymorphismen auf die Metabolisierung von MDMA sind hier ebenfalls gänzlich unerwähnt geblieben und hätten den Rahmen dieser Arbeit gesprengt, spielenaber grundsätzlich bei der Neurotoxizität von MDMA eine Rolle (Übersicht von Capela et al. 2008). Die Entwicklung eines Störungsmodells auf neurochemischer Basis und dessen diagnostische und therapeutische Anwendung wird in Zukunft nicht nur eine Verknüpfung verschiedener Bildgebungsmethoden, sondern auch eine enge Kooperation verschiedener Fachbereiche der Medizin erfordern.

5 Zusammenfassung

In den letzten zwei Jahrzehnten hat der Konsum von sogenannten „Partydrogen" unter Jugendlichen zugenommen. Besonders der Konsum von „Ecstasy"-Pillen hat seit dem Beginn der Techno- und Rave-Szene an Bedeutung gewonnen. Bereits wenige Jahre nach der Erstbeschreibung im Jahr 1912 stand 3,4-Methylendioxyamphetamin im Verdacht, neurotoxisch zu wirken. Im Tierexperiment wurde eine selektiv die serotonergen Axonterminale betreffende Toxizität bestätigt. Dies ließ sich aber nur bedingt auf den Menschen anwenden, da bereits innerhalb der verschiedenen Spezies unterschiedliche Metabolisations- und Interaktionswege beschrieben wurden. Untersuchungen mittels verschiedener bildgebender und kognitiver Testverfahren an MDMA-Konsumenten erbrachten heterogene Ergebnisse, allerdings ergaben sich starke Hinweise auf eine Beeinträchtigung mnestischer Funktionen nach MDMA-Konsum. Seit einigen Jahren werden die Untersuchungen durch den Einsatz der ^{1}H-MR-Spektroskopie ergänzt. Mit der Protonenmagnetresonanzspektroskopie lässt sich nicht-invasiv die molekulare Zusammensetzung, d. h. die Konzentration einzelner Metaboliten in einer Zielregion bestimmen, wodurch eine Aussage über die Stoffwechseltätigkeit des betreffenden Gewebes gemacht werden kann. Die Messungen erfolgen entweder quantitativ oder relativ zu anderen Metaboliten. Die meisten bisher erfolgten Untersuchungen zeigen Metabolitenveränderungen in den gemessenen Hirnregionen in Relation zum Gesamtkreatin oder Cholin, da diese als weitgehend stabil gelten. Da die angenommene Stabilität dieser Metabolite in den letzten Jahren in Zweifel gezogen wurde und deutliche Schwankungen in den Konzentrationen gezeigt werden konnten, erlangt die quantitative Messung einzelner Metabolite eine immer größere Bedeutung.

In der vorliegenden Untersuchung wurden starke und beginnende MDMA-Konsumenten mit der ^{1}H-MRS bei 3 Tesla im mediofrontalen Kortex und Hippokampus untersucht. Die hohe Feldstärke ermöglicht die Schätzung von mehr Metaboliten als in den meisten bisherigen Studien.

Durch die Auswertung mit LCModel war es zudem möglich, absolute Metabolitenkonzentrationen zu bestimmen. Entgegen der Hypothesen fanden sich keine Gruppenunterschiede zwischen beginnenden und starken MDMA-Konsumenten, allerdings eine Vielzahl von Korrelationen mit Konsumvariablen. Die stärksten Zusammenhänge zeigten sich mit den MDMA-Konsumparametern im mediofrontalen Kortex und waren zum größten Teil konsistent mit den Resultaten anderer Autoren. Es fanden sich Veränderungen in den Metabolitenkonzentrationen, die auf eine Neurodegeneration hinweisen. Darüber hinaus fanden sich bisher noch nicht beschriebene Zusammenhänge zwischen starkem MDMA-Konsum und Begleitkonsum mit Amphetaminen. Diese Korrelationen fanden sich ausschließlich im Hippokampus und konnten in Richtung einer Verstärkung der neurotoxischen Potenz interpretiert werden. In beiden Hirnregionen wurden Assoziationen von starkem MDMA-Konsum und Cannabis gefunden, die jedoch bisher nicht schlüssig gedeutet werden konnten.

Dies bestätigt Befunde zu möglichen Mechanismen der Toxizität von MDMA aus früheren Untersuchungen. Neben einer Hyperthermie, der gesteigerten Ausschüttung und Metabolisation von Monoaminen und immunologischen und neuroendokrinologischen Wirkungen wird vor allem der oxidative Stress als ein wesentlicher Faktor für die neurotoxische Wirkung von MDMA angesehen. Dabei entstehen durch toxische Stoffwechselprodukte und freie Radikale, die wiederum mit intra- und extrazellulären Molekülen reagieren. Dies kann entweder zur Bildung direkt zelltoxischer Produkte führen oder die Zelle durch Blockade einzelner Stoffwechselwege so stark schädigen, dass es zur Apoptose kommt. Das Hirngewebe ist aufgrund seiner Zusammensetzung (hoher Anteil gesättigter Fettsäuren, wenig Antioxidanzien, hohes Aufkommen metallischer Co-Faktoren, hoher Sauerstoffverbrauch) anfällig für oxidativen Stress. Auch eine direkte Wirkung von MDMA auf zellapoptotische Kaskaden wurde von einigen Autoren postuliert, ebenso wie die inhibitorische Wirkung auf die Neuroneogenese im Hippokampus. In der vorliegenden Untersuchung könnten einige der Ergebnisse in diesem Sinne verstanden werden.

Insgesamt konnten in der vorliegenden Untersuchung die aufgestellten Hypothesen nur zum Teil bestätigt werden. Es ergab sich als Zeichen einer herabgesetzten neuronalen Integrität eine Verminderung der NAA-Konzentration bei den starken MDMA-Konsumenten, die sich allerdings im mediofrontalen Kortex deutlicher als im Hippokampus zeigte und mit unterschiedlichen Konsumparametern verbunden ist. Eine Erhöhung von Cholin fand sich ebenfalls in beiden Hirnarealen, jedoch war *myo*-Inositol in beiden Fällen in seiner Konzentration vermindert. In Bezug auf die Assoziation von MDMA- und Amphetaminkonsum führten die Ergebnisse der vorliegenden Untersuchung zu neuen Überlegungen, die aufgrund der fehlenden Vorarbeiten nicht antizipiert und daher in den Hypothesen nicht berücksichtigt werden konnten. Die Resultate der Untersuchung lassen sich aber in Richtung der aufgestellten Hypothese einer Verstärkung des neurotoxischen Effekts von MDMA bei gleichzeitigem Amphetaminkonsum deuten.

6 Literaturverzeichnis

1. Andrew ER, Bottomley PA, Hinshaw WS, Holland GN, Moore WS, Simaroj C. (1977). NMR images by the multiple sensitive point method: application to larger biological systems. Phys Med Biol. 22:971-974

2. Antolino-Lobo I, Meulenbelt J, Nijmeijer SM, Scherpenisse P, van den Berg M, van Duursen MB (2010). Differential roles of phase I and phase II enzymes in 3,4-methylendioxymethamphetamine-induced cytotoxicity. Drug Metab Dispos. 1105-12

3. Azmitia EC, Murphy RB, Whitaker-Azmitia PM (1990). MDMA (ecstasy) effects on cultured neurons: evidence for CA2(+)-dependent toxicity linked to release. Brain Res. 26:97-103

4. Azmitia EC (2007). Serotonin and brain: evolution, neuroplasticity, and homeostasis. Int Rev Neurobiol. 77: 31-56

5. Bartha R, al-Semaan YM, Williamson PC, Drost DJ, Malla AK, Carr TJ, Densmore M, Canaran G, Neufeld RW (1999). A short echo proton magnetic resonance spectroscopy study of the left mesial-temporal lobe in first-onset schizophrenia patients. Biol Psychiatry. 45:1403-1411

6. Battaglia G, Brooks BP, Kulsakdinun C, De Souza EB (1988). Pharmacologic profile of MDMA (3,4-methylenedioxymethamphetamine) in various brain sites. Eur J Pharmacol. 149:159-163

7. Baumann MH, Clark RD, Budzynski AG, PArtilla JS, Blough BE, Rothmann RB (2005). N-substituted piperazines abused by humans mimic the molecular mechamism of 3,4-methylenedioxymethamphetamine (MDMA, or "ecstasy"). Neuropsychopharmacology. 30:550-560

8. Baumgarten HG, Bjorklund A (1976). Neurotoxic indolamines and monoamine neurons. Annu Rev Pharmacol Toxicol. 16:101-111

9. Baumgarten HG, Aghajanian GK (1997). Serotoninergic neurons and 5-HT receptors in the CNS: [with 35 tables]. Berlin: Springer

10. Beckman JS, Beckman TW, Chen J, Marshall PA, Freeman BA (1990). Apparent hydroxyl radical production by peroxynitrite: implications for endothelial injury from nitric oxide and superoxide. Proc Natl Acad Sci USA. 87:1620-1624

11. Bendszus M, Weijers HG, Wiesbeck G, Warmuth-Metz M, Bartsch AJ, Engels S, Boning J, Solymosi L (2001). Sequential MR imaging and proton MR spectroscopy in patients who underwent recent detoxification for chronic alcoholism: correlation with clinical and neuropychological data. Am J Neuroradiol. 22:1926-1932

12. Berger UV, Gu XF, Azmitia EC (1992). The substituted amphetamines 3,4-methylenedioxymethamphetamine, methamphetamine, p-chloroamphetamine and fenfluramine induce 5-hydroxytryptamine release via a common mechamism blocked by fluoxetine and cocaine. Eur J Pharmacol. 215:153-160

13. Bertolino A, Frye M, Callicott IH, Mattay VS, Rakow R, Shelton-Repella J, Post R, Weinberger DR (2003). Neuronal pathology in the hippocampal area of patients with bipolar disorder: a study with proton magnetic resonance spectroscopic imaging. Biol Psychiatry. 53:906-913

14. Bloch F, Hansen WW, Packard M (1946). The nuclear induction experiment. Phys Rev. 70:437-445

15. Block W, Traber F, Flacke S, Jeesen F, Pohl C, Schild H (2002). In vivo proton MR-spectroscopy of the human brain: assessment of N-

acetylaspartate (NAA) as a marker for neurodegeneration. Amino Acids. 23:317-323

16. Bolla KI, McCann UD, Ricaurte GA (1998): Memory impairment in abstinent MDMA ("Ecstasy") users. Neurology 51: 1532-1537.

17. Bottomley PA, Hart HR, Edelstein WA, Schenck JF, Smith LS, Leue WM, Müller OM, Redington RW (1983). NMR imaging/spectroscopy system to study both anatomy and metabolism. Lancet, 8344:273-274

18. Buchert R, Thomasius R, Petersen K, Wilke F, Obrocki J, Nebeling B, Wartberg L, Zapletalova P, Clausen M (2006). Reversibility of ecstasy-induced reduction in serotonin transporter availability in polydrug ecstasy users. Eur J Nucl Med Mol Imaging. 33: 188-199

19. Bundesministerium für Gesundheit (2009). Drogen und Suchtbericht, Mai 2009

20. Cadet JL, Brannock C (1998). Free radicals and the pathobiology of brain dopamine systems. Neurochem Int. 32:117-31

21. Cadet JL, Krasnoova IN, Jayanthi S, Lyles J (2007). Neurotoxicity of substituted amphetamines: molecular and cellular mechanisms. Neurotox Res. 11:183-202

22. Capela JP, Meisel A, Abreu AR, Branco PS, Ferreira LM, Lobo AM, Remiao F, Bastos ML, Carvalho F (2006). Neurotoxicity of ecstasy metabolites in rat cortical neurons, and influence of hyperthermia. J Pharmacol Exp Ther. 316:53-61

23. Capela JP, Ruscher K, Lautenschlager M, Freyer D, Dirnagl U, Gaio AR, Bastos ML, Meisel A, Carvalho F (2007). Ecstasy induces apoptosis via 5-HT2a-receptor stimulation in cortical neurons. Neurotoxicology. 28:868-875

24. Capela JP, Lautenschlager M, Dirnagl U, Bastos ML, Cavalho F, Meisel A (2008). 5,7-Dihydroxitryptamine toxicity to serotonergic neurons in serum free raphe cultures. Eur J Pharmacol. 588:232-238

25. Chadwick IS, Curry PD, Linsley A, Freemont AJ, Doran B (1991). Ecstasy, 3,4-methylenedioxymethamphetamine (MDMA), a fatality associated with coagulopathy and hyperthermia. J R Soc Med. 84(6):371

26. Chang L, Ernst T, Grob CS, Poland RE (1999). Cerebral (1)H MRS alterations in recreational 3, 4-methylenedioxymethamphetamine (MDMA, "MDMA") users. J Magn Reson Imaging. 10(4):521-526

27. Chang L, Cloak CC, Ernst T (2003). Magnetic resonance spectroscopy studies of GABA in neuropsychiatric disorders. J Clin Psychiatry. 64(suppl.3):7-14

28. Cohen RS (1995). Subjective reports on the effects of the MDMA ("ecstasy") experience in humans. Prog Neuropsychopharmacol Biol Psychiatry. 19:1137-1145

29. Cohen RS, Cocores (1997) J. Neuropsychiatric manifestations following the use of 3,4-methylenedioxymethamphetamine (MDMA, "ecstasy"). Prog Neuropsychopharmacol Biol Psychiatry 21:727-734

30. Connelly A, Jackson GD, Duncan JS, King MD, Gadian DG (1994). Magnetic resonance spectroscopy in temporal lobe epilepsy. Neurology. 44:1411-7

31. Connor TJ (2004). Methylenedioxymethamphetamine (MDMA, "ecstasy"): a stressor on the immune system. Immunology. 111:357-367

32. Cowan RL, Lyoo IK, Sung SM, Ahn KH, Kim MJ, Hwang J, Haga E, Vimal RL, Lukas SE, Renshaw PF (2003). Reduced cortical gray

matter density in human MDMA (MDMA) users: a voxel-based morphometry study. Drug Alcohol Depend. 72(3):225-235

33. Cowan RL, Bolo NR, Dietrich M, Haga E, Lukas SE, Renshaw PF (2007). Occipital cortical proton MRS at 4 Tesla in uman moderate MDMA polydrug users. Psychiatry Res. 155(3):179-188

34. Cowan RL, Joers JM, Dietrich M (2008). N-acetylaspartate (NAA) correlates inversely with cannabis use in frontal language processing region of neocortex in MDMA (Ecstasy) polydrug users: A 3 T magnetic resonance spectroscopy study. Pharmacology, Biochemistry and Behavior. 92:105-110

35. Crean RD, Davis SA, Von Huben SN, Lay CC, Katner SN, Taffe MA (2006). Effects of (+/-)3,4-methylenedioxymethamphetamine, (+/-)3,4-methylenedioxyamphetamine and methamphetamine on temperature and activity in rhesus macaques. Neuroscience. 142:515-25

36. Crespi D, Mennini T, Gobbi M (1997). Carrier-dependent and Ca(2+)-dependent 5-HT and dopamine release by (+)-amphetamine, 3,4-methylenedioxymethamphetamine, p-chloroamphetamine and (+)-fenfluramine. Brit J Pharmacol. 121:1735-1743

37. Croft RJ, Mackay AJ, Mills ATD, Gruzelier JGH (2001). The relative contributions of ecstasy and cannabis to cognitive impairment. Psychopharmacology. 153: 373-379

38. Dafters RI, Hoshi R, Talbot AC (2004). Contribution of cannabis and MDMA ("ecstasy") to cognitive changes in long-term polydrug users Psychopharmacology. 173:405-10

39. Dager SR, Strauss WL, Marro KI (1995). Proton magnetic resonance spectroscopy investigation of hyperventilation in subjects with panic disorder. Am J Psychiatry. 152:666-672

40. Dager SR, Friedmann SD, Heide A (1999). Two-dimensonal proton echoplanar spectroscopic imaging of brain metabolic changes during lactate-induced panic. Arch Gen Psychiatry. 56:70-77

41. Damadian R, Minkoff L, Goldsmith M, Stanford M, Koutcher J (1976). Field focusing NMR (FONAR): Visualisation of a tumor in a live animal. Science. 194:1430-1432

42. Damadian R, Goldsmith M, Minkoff L (1977). Fonar image of the live human body. Physiol Chem Phys Med NMR. 9:97

43. Daumann J, Pelz S, Becker S, Tuchtenhagen F, Gouzoulis-Mayfrank E (2001). Psychological profile of abstinent recreational ecstasy (MDMA) users and significance of concomitant cannabis use. Hum Psychopharmacol. 16:627-633

44. Daumann J, Fimm B, Willmes K, Thron A, Gouzoulis-Mayfrank E (2003). Cerebral activation in abstinent ecstasy (MDMA) users during a working memory task: a functional magnetic resonance imaging (fMRI) study. Brain Res Cogn Brain Res. 16:479-487

45. Daumann J, Hensen G, Thimm B, Rezk M, Till B, Gouzoulis-Mayfrank E (2004a). Self-reported psychopathological symptoms in recreational ecstasy (MDMA) users are mainly associated with regular cannabis use: further evidence from a combined cross-sectional/longitudinal investigation. Psychopharmacology. 173:398-404

46. Daumann J, Fischermann T, Pilatus U, Thron A, Moeller-Hartmann W, Gouzoulis-Mayfrank E (2004b). Proton magnetic resonance spectroscopy in ecstasy (MDMA) users. Neurosci Lett. 362:113-116

47. Daumann J, Fischermann T, Heekeren K, Henke K, Thron A, Gouzoulis-Mayfrank E (2005). Memory-related hippocampal dysfunction in poly-drug ecstasy (3,4-methylenedioxymethamphetamine) users. Psychopharmacology 180: 607-611

48. De la Torre R, Farré M, Ortuño J, Mas M, Brenneisen R, Roset PN, Segura J, Cami J (2000). Non-linear pharmacokinetics of MDMA ("ecstasy") in humans. Br J Clin Pharmacol 49:104-109

49. De la Torre R, Farre M (2004). Neurotoxicity in MDMA (Esctasy): the limitations of scaling from animals to humans. Trends Pharmacol Sci. 25:505-508

50. de Sola Llopis S, Miguelez-Pan M, Peña-Casanova J, Poudevida S, Farré M, Pacifici R, Böhm P, Abanades S, Verdejo García A, Langohr K, Zuccaro P, de la Torre R (2008). Cognitive performance in recreational ecstasy polydrug users: a two-year follow-up study. J Psychopharmacol. 22:498-510

51. de Win MM, Jager G, Booij J, Reneman L, Schilt T, Lavini C, Olabarriaga SD, Ramsey NF, Heeten GJ, van den Brink W (2008a). Neurotoxic effects of ecstasy on the thalamus. Br J Psychiatry. 193:289-296

52. de Win MM, Jager G, Booij J, Reneman L, Schilt T, Lavini C, Olabarriaga SD, den Heeten GJ, van den Brink W (2008b). Sustained effects of ecstasy on the human brain: a prospective neuroimaging study in novel users. Brain. 131:2936-2945

53. Degenhardt L, Hall W, Lynskey M (2003). Exploring the association between cannabis use and depression Addiction. 98:1493-504

54. Deicken RF, Johnson C, Eliaz Y, Schuff N (2000). Reduced concentrations of thalamic N-acetylaspartate in male patients with schizophrenia. Am J Psychiatry. 157:644-647

55. DeStefano N, Matthews PM, Arnold DL (1995). Reversible decreases in N-acetylaspartate after acute brain injury. Magn Reson Med. 5:721-727

56. Drug Enforcement Administration (DEA) (2008). DEA, Orange book: US Department of Justice

57. Drysdale AJ, Platt B (2003). Cannabinoids: mechanisms and therapeutic applications in the CNS Curr Med Chem.10:2719-32

58. Durazzo TC, Gazdzkinski S, Banys P, Meyerhoff DJ (2004). Cigarette smoking exacerbates chronic alcohl-induced brain damage: a preliminary metabolite imaging study. Alcohol Clin Exp Res. 28:1849-1860

59. Easton N, Marsden CA (2006). Ecstasy. Are animal data consistent between species and can they translate to humans. J Psychopharmacol. 20:194-210

60. Eisch AJ, Harburg GC (2006). Opiates, psychostimulants, and adult hippocampal neurogenesis: insights for addiction and stem cell biology. Hippocampus. 16:271-286

61. EMCDDA: Annual report: The state of the drugs problem in Europe. Europian Monitoring Center for Drugs and Drug Addiction 2007, Lissabon

62. Ende G, Braus DF, Walter S, Weber-Fahr W, Henn FA (2000). The hippocampus in patients treated with electroconvulsive therapy: a proton magnetic resonance spectroscopic imaging study. Arch Gen Psychiatry. 57:937-943

63. Ende G, Braus DF, Walter S, Weber-Fahr W, Henn FA (2003). Multiregional ^{1}H-MRSI oft he hippocampus, thalamus, and basal ganglia in schizophrenia. Eur Arch Psychiatry Clin Neurosci. 253:9-15

64. Engels RC, ter Bogt T (2004). Outcome expectancies and ecstasy use in visitors of rave parties in The Netherlands. Eur Addict Res. 10:156-62.

65. Ernst RR, Anderson WA (1966). Application of Fourier transform spectroscopy to magnetic resonance. Rev Sci Instrum. 37:93

66. Ernst T, Chang L, Leonido-Yee M, Speck O (2000). Evidence for long-term neurotoxicity associated with methamphetamine abuse: A ^{1}H MRS study. Neurology. 54:1344-1349.

67. Fischer HS, Zernig G, Schatz DS, Humpel C, Saria A (2000). MDMA ("ecstasy") enhances basal acetylcholine release in brain slices of rat striatum. Eur J Neurosci. 12:1385-1390

68. Fisk JE, Montgomery C, Wareing M, Murphy PN (2006): The effects of concurrent cannabis use among ecstasy users: neuroprotective or neurotoxic? Hum Psychopharmacol 21: 355-366.

69. Fox HC, McLean A, Turner JJ, Parrott AC, Rogers R, Sahakian BJ (2002): Neuropsychological evidence of a relatively selective profile of temporal dysfunction in drug-free MDMA ("ecstasy") polydrug users. Psychopharmacology (Berl) 162: 203-214.

70. Frahm J, Bruhn H, Michaelis T, Merboldt KD, Hänicke W, Gyngell ML (1991). Localized proton MR spectroscopy. A non-invasive insight to brain metabolism. Radiologie 11:558-566

71. Freedman RR, Johanson CE, Tancer ME (2005). Thermoregulatory effects of 3,4-methylenedioxymethamphetamine (MDMA) in humans. Psychopharmacology 183:248-56

72. Freudenmann R, Öxler F, Bernschneider-Reif S (2006). The origin of MDMA (ecstasy) revisited: the true story reconstructed from original documents. Addiction. 101:1241-1245

73. Gage FH (2002). Neurogenesis in the Adult Brain. J Neurosci. 22:612-613

74. Gallinat J, Schubert F (2007). Regional cerebral glutamate concentrations and chronic tobacco consumption. Pharmacopsychiatry. 40:64-7.

75. Garcia-Ratés S, Camarasa J, Escubedo E, Pubill D (2007). Methamphetamine and 3,4-methylenedioxymethamphetamine interact with central nicotinic receptors and induce their up-regulation. Toxicol Appl Pharmacol. 223:195-205

76. Goddard AW, Mason GF, Almai A (2001). Reduction of GABA levels in panic disorder detected with ^{1}H-magnetic resonance spectroscopy. Arch Gen Psychiatry. 58:556-561

77. Gonul AS, Kitis O, Ozan E, Akdeniz F, Eker C, Eker OD, Vahip S (2006). The effect of antidepressant treatment on N-acetyl aspartate levels of medial frontal cortex in drug-free depressed patients. Prog Neuropharmacol Biol Psychiatry. 30:120-125

78. Gonzalez R, Rippeth JD, Carey CL, Heaton RK, Moore DJ, Schweinsburg BC, Cherner M, Grant I (2004). Neurocognitive performance of methamphetamine users discordant for history of marijuana exposure. Drug Alcohol Depend. 76:181-90

79. Goto N, Yoshimura R, Moriya J, Kakeda S, Hayashi K, Ueda N, Ikenouchi-Sugita A, Umene-Nakano W, Oonari, Korogi Y, Nakamura J (2010). Critical examination of a correlation between brain gamma-aminobutyric acid (GABA) concentrations and a personality trait of extroversion in healthy volunteers as measured by a 3 Tesla proton magnetic resonance study. Psychiatry Research: Neuroimaging. 182:53-57

80. Gouzoulis-Mayfrank E, Thimm B, Rezk M, Hensen G, Daumann J (2003): Memory impairment suggests hippocampal dysfunction in

abstinent ecstasy users. Prog Neuropsychopharmacol Biol Psychiatry 27: 819-827.

81. Gouzoulis-Mayfrank E, Fischermann T, Rezk M, Thimm B, Hensen G, Daumann J (2005). Memory performance in polyvalent MDMA (ecstasy) users who continue or discontinue MDMA use. Drug Alcohol Depend. 78:317-323

82. Gouzoulis-Mayfrank E, Daumann J (2006). Neurotoxicity of methylenedioxyamphetamines (MDMA; ecstasy) in humans: how strong is the evidence for persistent brain damage? Addiction. 101:348-361

83. Gouzoulis-Mayfrank E, Daumann J (2009). Neurotoxicity of drugs of abuse - The case of methylenedioxyamphetamines (MDMA; ecstasy) and stimulant amphetamines. Dialogues Clin Neurosci 11: 305-317

84. Green RA, Mechan AO, Elliott JM, O´Shea E, Colado I (2003). The Pharmacology and Clinical Pharmacology of 3,4-Methylenedioxymethamphetamine (MDMA, „Ecstasy"). Pharmacol Rev. 55:463-508.

85. Greer G, Tolbert R (1986). Subjective reports of the effects of MDMA in a clinical setting. J Psychoactive Drugs. 18:319-327

86. Grimme I (2008). Magnet-Resonanz-Spektroskopie des Hippocampus bei Patienten mit Multipler Sklerose und kognitiven Störungen (DISS). Online: http://www.sub.uni-hamburg.de/opus/volltexte/2008/3867 (Stand: 04.09.2010)

87. Grundy RI, Rabuffetti M, Beltramo M (2001). Cannabinoids and Neuroprotection Mol Neurobiol. 24:29-51

88. Gudelsky GA, Nash JF (1996). Carrier-mediated release of serotonin by 3,4-methylenedioxymethamphetamine: implications for serotonin-dopamine interactions. J Neurochem. 66:243-249

89. Hall W, Degenhardt L (2000). Cannabis use and psychosis: a review of clinical and epidemiological evidence Aust N Z J Psychiatry. 34:26-34

90. Hampson AJ, Grimaldi M, Lolic M, Wink D, Rosenthal R, Axelrod J (2000). Neuroprotective antioxidants from marijuana. Ann N Y Acad Sci. 899: 274-282

91. Han D, Gu H (2006). Comparison of the monoamine transporters from human and mouse in their sensitivities to psychostimulant drugs. BMC Pharmacol. 6:6

92. Hanson GR, Rau KS, Fleckenstein AE (2004). The methamphetamine experience: a NIDA partnership. Neuropharmacology. 47:92-100.

93. Haselhorst R, Dürsteler-McFarland KM, Scheffler K et al. (2002). Frontocortical N-acetylaspartate reduction associated with long-term i. v. heroin use. Neurology. 58:305-307

94. Hastings TG, Lewis DA, Zigmond MJ (1996). Role of oxidation in the neurotoxic effects of intrastriatal dopamine injections. Proc Natl Acad Sci USA. 93:1956-61

95. Hatzidimitriou G, McCann UD, Ricaurte GA (1999). Altered serotonin innervation patterns in the forebrain of monkeys treated with (+/-)3,4-methylenedioxymethamphetamine seven years previously: factors influencing abnormal recovery. J Neurosci. 19:5096-5107.

96. Haussinger D, Laubenberger J, vom Dahl S, Ernst T, Bayer S, Langer M, Gerok W, Henning J (1994). Proton magnetic resonance

sprctroscopy studies on human brain myo-inositol in hypo-osmolarity and hepatic encephalopathy. Gastroentorology. 5:1475-1480

97. Hayner GN, McKinney H (1986). MDMA. The dark side of ecstasy. J Psychoactive Drugs. 18:341-347

98. Henry JA, Jeffreys KJ, Dawling S (1992). Toxicity and deaths from 3,4-methylenedioxymethamphetamine ("ecstasy"). Lancet. 340:384-387

99. Herbert J, Goodyer IM, Grossman AB, Hastings MH, Kloet ER, Lightman SL, Lupien SJ, Roozendaal B, Seckl JR (2006). Do corticosteroids damage the brain? J Neuroendocrinol. 6:393-411

100. Hoult DI, Busby SJ, Gadian DG, Radda GK, Richards RE, Seeley PJ (1974). Observation of tissue metabolites using ^{31}P nuclear magnetic resonance. Nature. 252:285-287

101. Jacobs BL, Azmitia EC (1992). Structure and function of the brain serotonin system. Physiol Rv. 72:165-229

102. Jacobsen LK, Mencl WE, Pugh KR, Skudlarski P, Krystal JH (2004). Preliminary evidence of hippocampal dysfunction in adolescent MDMA ("ecstasy") users: possible relationship to neurotoxic effects. Psychopharmacology. 173: 383-390.

103. Jansen JFA, Backes WH, Nicolay K, Kooi ME (2006). ^{1}H-MR spectroscopy of the brain: absolute Quantification of metabolites. Radiology. 240:318-332

104. Jimenez A, Jorda EG, Verdaguer E, Pubill D, Sureda FX, Canudas AM, Escubedo E, Camarasa J, Camins A, Pallas M (2004). Neurotxicity of amphetamin derivats is mediated by caspase pathway activation an rat cerebellar granule cells. Toxicol Appl Pharmacol. 196:223-234

105. Johnson MP, Hoffmann AJ, Nichols DE (1986). Effects of the enantiomers of MDA and MDMA and related analogues on [^{3}H]serotonin and [^{3}H]dopamine release from superfused rat brain slices. Eur J Pharmacol. 132:269-276

106. Johnston LD, O´Malley PM, Bachmann JG, Schulenberg JE (2008). Monitoring the future survey on drugs use, 1975-2007, vol I: sencondary school students. National Intstitute of Drug Abuse Bethesda, MD.

107. Johnston LD, O´Malley PM, Bachmann JG, Schulenberg JE (2008). Monitoring the future national results of adolescent drug use: overview of key findings 2007. National Intstitute of Drug Abuse Bethesda, MD.

108. Jones DC, Gunasekar PG, Borowitz JI, Isom GE (2000). Dopamine-induced apoptosis in mediated by oxidative stress and is enhanced by cyanide in differentiated PC12 cells. J Neurochem. 74:2296-2304

109. Kegeles LS, Shungu DC, Anjilvel S, Chan S, Ellis SP, Xanthopoulos E, Malaspina D, Gorman JM, Mann JJ, Laruelle M, Kaufmann CA (2000). Hippocampal pathology in schizophrenia: magnetic resonance imaging and spectroscopy studies. Psychiatry Res. 98:163-175

110. Kim SJ, Lyoo IK, Lee YS, Sung YH, Kim HJ, Kim JH, Kim KH, Jeong DU (2008). Increased GABA-levels in medial prefrontal cortex of young adults with narcolepsy. Sleep. 31:342-347

111. Kraus L, Augustin R (2001). Repräsentativerhebung zum Gebrauch psychoaktiver Substanzen bei Erwachsenen in Deutschland 2000 Institut für Therapieforschung

112. Kreis R, Ross BD, Farrow NA, Ackermann Z (1992). Metabolic disorders of the brain in chronic hepatic encephalopathy detected with H-1 MR spectroscopy. Radiology. 1:19-27

113. Kriegstein AR, Shungu DC, Millar WS, Armitage BA, Brust JC, Chilrud S, Goldman J, Lynch T (1999). Leukoencephalopathy and raised brain lactate from heroin vapor inhalation („chasing the dragon"). Neurology. 53:1765-1773

114. Krishnan KR, Charles HC, Doraiswamy PM, Mintzer J, Weisler R, Yu X, Perdomo C, Leni JR, Rogers S (2003). Randomized placebo-controlled trail of the effect of donepezil on neuronal markers and hippocampal volumes in Alzheimer's disease. Am J Psychiatry. 160:2003-2011

115. Kunitz O, Ince A, Kuhlen R, Rossaint R (2003). Hyperpyrexia and rhabdomyolysis after ecstasy (MDMA) intoxication. Anaesthesist. 52:511-515

116. Kusumakar V, MacMaster FP, Gates L, Sparkes SJ, Khan SC (2001). Left medial temporal cytosolic choline in early onset depression. Can J Psychiatry. 46:959-964

117. Lauterbur PC (1973). Image Formation by induced local interactions: Examples employing nuclear magnetic resonance. Nature 242:190-191

118. Lavelle A, Honner V, Docherty JR (1999). Investigation of the prejunctional alpha2-adrenoceptor mediated actions of MDMA in rat atrium and vas deferens. Br J Pharmacol. 128:975-980

119. Lawton-Craddock A, Nixon SJ, Tivis R (2003). Cognitive efficiency in stimulant abusers with and without alcohol dependence Alcohol Clin Exp Res. 27:457-64

120. Lehninger AL, Nelson DL, Cox MM (2001). Prinzipien der Biochemie, 3. Aufl. Spektrum Akademischer Verlag: Heidelberg

121. Licata SC, Renshaw PF (2010). Neurochemistry of drug action: insights from proton magnetic resonance spectroscopic imaging and their relevance to addiction. Ann N Y Acad Sci. 1187:148-71

122. Li N, Wallen NH, Ladjevardi M, Hjemdahl P (1997). Effects of serotonin on platelet activation in whole blood. Blood Coagul Fibrolysis. 8:517-523

123. Liechti ME, Vollenweider FX (2000). The serotonin uptake inhibitor citalopram reduces acute cardiovascular and vegetative effects of 3,4-methylenedioxymethamphetamine ("ecstasy") in healthy volunteers. J Psychopharmacol. 14:269-274

124. Liester MB, Grob CS, Bravo GL, Walsh RN (1992). Phenomenology and sequelae of 3,4-methylenedioxymethamphetamine use. J Nerv Ment Dis. 180:345-354

125. Lyvers M (2006): Recreational ecstasy use and the neurotoxic potential of MDMA: current status of the controversy and methodological issues. Drug Alcohol Rev. 25: 269-276.

126. Macleod J, Oakes R, Copello A, Crome I, Egger M, Hickman M, Oppenkowski T, Stokes-Lampard H, Davey Smith G (2004). Psychological and social sequelae of cannabis and other illicit drug use by young people: a systematic review of longitudinal, general population studies. Lancet. 363:1579-88

127. Magalhaes AC (2005). Functional Magnetic Resonance and Spectrocopy in Drug and Substance Abuse (Review Article). Top Magn Reson Imaging. 16:274-251

128. Malberg JE, Seiden LS (1998). Small changes in ambient temperature cause large changes in 3,4-methylenedioxymethamphetamine (MDMA)-induced serotonin neurotoxicity and core body temperature in the rat. J Neurosci. 18:5086-94

129. Mann K, Agartz I, Harper C, Shoaf S, Rawlings RR, Momenan R, Hommer DW, Pfefferbaum A, Sullivan EV, Anton RF, Drobes DJ, George MS, Bares R, Machulla HJ, Mundle G, Reimold M, Heinz A (2001). Neuroimaging in alcoholism: ethanol and brain damage. Alcohol Clin Exp Res. 25:104-109

130. Mansfield P, Maudsley AA (1977). Medical imaging by NMR. Br J Radiol. 591:188-194

131. Margraf J, Schneider S (1994). Diagnostisches Inventar psychischer Störungen (Mini-DIPS). Weinheim: PVU

132. Martin GW, Wilkinson DA, Kapur BM (1988). Validation of self-reported cannabis use by urine analysis. Addict Behav 13:147-150.

133. Martinez-Bisbal MC, Arana E, Marti-Bonmati L, Bonmati L, Molla E, Celda B (2004). Cognitiv impairment: classification by ^{1}H magnetic resonance spectroscopy. Eur J Neurol. 3:187-193

134. McCann UD, Eligulashvili V, Ricaurte GA (2000). (+/-)3,4-Methylenedioxymethamphetamine ('Ecstasy')-induced serotonin neurotoxicity: clinical studies. Neuropsychobiology, 42, 11-16

135. McCann UD, Ricaurte GA (2004). Amphetamine neurotoxicity: accomplishments and remaining challenges. Neurosci Biobehav Rev. 27:821-826

136. McKim WA (2000). Drugs and behavior. An introduction to behavioral pharmacology. Upper Saddle River, NJ: Prentice-Hall

137. Miese F, Kircheis G, Wittsack HJ, Wenserski F, Hemker J, Mödder U, Häussinger D, Cohnen M (2006). 1H-MR spectroscopy, magnetization transfer, and diffusion-weighted imaging in alcoholic and non-alcoholic patients with cirrhosis with hepatic encephalopathy. AJNR Am J Neuroradiol. 27:1019-26

138. Milani RM, Parrott AC, Turner JJD (2002). Cannabis use in Ecstasy users. Adiktologie. 1:67-68

139. Milhazes N, Cunha-Oliviera T, Martins P, Garrido J, Oliviera C, Rego AC, Borges F (2006). Synthesis and cytotoxic profile of 3,4-methylenedioxymethamphetamin („esctasy") and ist metabolites on undifferentiated PC12 cells: a putative structure-toxicity relationschip. Chem Res Toxicol. 19:1294-1304

140. Moghaddam B, Adams B, Verma A, Daly D (1997). Activation of glutamatergic neurotransmission by ketamine: a novel step in the pathway from NMDA receptor blockade to dopaminergic and cognitive disruptions associated with the prefrontal cortex. J Neuroscience. 17:2921-2927

141. Mohanakrishnan P, Fowler AH, Vonsattel JP, Husain MM, Jolles PR, Liem P, Komoroski RA (1995). An in vitro ^{1}H nuclear magnetic resonance study of the temporoparietal cortex of Alzheimer brains. Exp Brain Res. 102:503-510

142. Montgomery T, Buon C, Eibauer S, Guiry PJ, Keenan AK, McBean GJ (2007). Comparative potencies of 3,4-methylenedioxymethamphetamine (MDMA) analogues as inhibitors of ^{3}H-noradrenaline and [^{3}H]-5-HT transport in mammalian cell lines. Br J Pharmacol. 152:1121-1130

143. Morgan MJ (1998). Recreational use of "ecstasy" (MDMA) is associated with elevated impulsivity. Neuropsychopharmacology. 19:252-264

144. Morgan MJ, McFie L, Fleetwood LH, Robinson JA (2002). Ecstasy (MDMA): are the psychological problems associated with ist use reversed by prolonged abstinence ? Psychopharmacology. 19:252-264

145. Morgan MJ, Impallomeni LC, Pirona A, Rogers RD (2006). Elevated Impulsivity and Impaired Decision-Making in Abstinent Ecstasy (MDMA) Users Compared to Polydrug and Drug-Naive Controls. Neuropsychopharmacology. 31:1562-1573

146. Morley KC, Li KM, Hunt GE, Mallet PE, McGregor IS (2004). Cannabinoids prevent the acute hyperthermia and partially protect against the 5-HT depleting effects of MDMA („Ecstasy") in rats. Neuropharmacology. 46:954-965

147. Nash JF, Yamamoto BK (1992). Methamphetamine neurotoxicity and striatal glutamate release: comparison to 3,4-methylenedioxymethamphetamine. Brain Res. 581:237-43

148. Nichols DE (1986). Differences between the mechanism of MDMA, MBDB, and the classic hallucinogens. Identification of a new therapeutic class: entactogens. J Psychoactive Drugs. 18:305-313

149. Nichols DE (2004). Hallucinogens. Pharmacol Ther. 101:131-181.

150. Nordahl TE, Salo R, Natsuaki Y, Galloway GP, Waters C, Moore CD, Kile S, Buonocore MH (2005). Methamphetamin users in sustained abstinence: a proton magnetic resonance spectroscopy study. Arch Gen Psychiatry. 62:444-452

151. Nudmamud S, Reynolds LM, Reynolds GP (2003). N-acetylaspartate and N-acetylaspartylglutamate deficits in superior temporal cortex of in schizophrenia and bipolar disorder: a postmortem study. Biol Psychiatry. 53:1138-1141

152. O´Neil J, Cardenas VA, Meyerhoff DJ (2001). Separate and interactive effects of cocaine and alcohol dependence on braim structures and metabolites: quantitative MRI and proton MR spectroscopic imaging. Addict Biol. 6:347-361

153. O'Shea E, Orio L, Escobedo I, Sanchez v, Camarero J, Green AR, Colado MI (2006). MDMA-induced neurotoxicity: longterm effects on 5-HT biosynthesis and the influence of ambient temperature. Br J Pharmocol. 148:778-785

154. Obergriesser T, Ende G, Braus DF, Henn FA (2001). Hippocampal ^{1}H-MRSI in MDMA users. Eur Arch Psychiatry Clin Neurosci. 251:114-116

155. Obrocki J, Buchert R, Väterlein O, Thomasius R, Beyer W, Schiemann T (1999). Ecstasy--long-term effects on the human central nervous system revealed by positron emission tomography. Br J Psychiatry. 175:186-8

156. Ockenfels H (1969). Morphological alterations in the diencephalon and telencephalon following disturbances to the feedback mechanism adenohypophysis-adrenal cortex. Studies on the guinea pig after administration of cortisone and hydrocortisone. Z Zellforsch Mikrosk Anat 1:126-141

157. Offiath C, Hall E (2008). Heroin-induced leukoencephalopathy: characterization using MRI, diffusion-weighted imaging and MR spectroscopy. Clin Radiol. 63:146-152

158. Ohrmann P, Siegmund A, Suslow T, Spitzberg K, Kersting A, Arolt V, Heindel W, Pfleiderer B (2005). Evidence for glutamatergic neuronal dysfunktion in the prefrontal cortex in chronic but not first-episode patient with schizophrenia: a proton magnetic resonance spectroscopy study. Schizophr Res. 73:153-157

159. Olney JW, Newcomer JW, Faber NB (1999). NMDA receptor hypofunction model of Schizophrenia. J Psychiatr Res. 33:523-533

160. Pacifici R, Zuccaro P, Farré M, Pichini S, Di Carlo S, Roset PN, Ortuño J, Pujadas M, Bacosi A, Menoyo E, Segura J, de la Torre R

(2001). Effects of repeated doses of MDMA ("ecstasy") on cell-mediated immune response in humans. Life Sci. 69:2931-2941

161. Palmer TD, Takahashi J, Gage FH (1997). The adult rat hippocampus contains primordial neural stem cells. Mol Cell Neurosci. 8:389-404

162. Paredes A, McManus M, Kwon HM, Strange K (1992). Osmoregulation of Na(+)-inositol cotransporter acivity and mRNA levels in brain glial cells. Am J Physiol. 6:1228-1288

163. Parrott AC (2002). Recreational Ecstasy/MDMA, the serotonin syndrome, and serotonergic neurotoxicity. Pharmacol Biochem Behav. 71:837-844

164. Parrott AC (2007). The psychotherapeutical potential of MDMA (3,4-methylenedioxymethamphetamine): an evidence based review. Psychopharmacology. 191:181-193

165. Partilla JS, Dempsey AG, Nagpal AS, Blough BE, Baumann MH, Rothmann RB (2006). Interaction of amphetamines and related compounds at the vescular monoamine transporter. J Pharmacol Exp Ther. 319:237-246

166. Pentney AR (2001). An exploration on the history and controversies surrounding MDMA and MDA. J Psychoactive Drugs. 33:213-221

167. Peroutka SJ, Newman H, Harris H (1988). Subjective effects of 3,4-methylenedioxymethamphetamine in recreational users. Neuropsychopharmacology. 1:273-277

168. Pfleiderer B, Michael N, Erfurth A, Ohrmann P, Hohmann U, Wolgast M, Fiebich M, Arolt V, Heindel W (2003). Effective electroconvulsive therapy reverses glutamate/glutamine deficit in the left anterior cingulum of unipolar depressed patients. Psychiatry Res. 122:185-192

169. Pope HG, Gruber AJ, Hudson JI, Huestis MA, Yurgelun-Todd D (2001). Neuropsychological performance in long-term cannabis users Arch Gen Psychiatry. 56:909-915

170. Pretorius E, Marx J (2004). Direct and indirect effect of corticosteroids on astrocyte function. Rev Neurosci. 3:199-207

171. Proctor WG, Yu FC (1950). The dependence of a nuclear magnetic resonance frequency upon chemical compound. Phys Rev. 77:717

172. Proctor WG, Yu FC (1951). On the nuclear magnetic moments of several stable isotopes. Phys Rev. 81:21-30

173. Purcell EM, Torey HC, Pound RV (1946). Resonance absorption by nuclear magnetic moments in solid. Phys Rev. 69:37-38.

174. Quednow BB, Jessen F, Kuhn KU, Maier W, Daum I, Wagner M (2006a). Memory deficits in abstinent MDMA (ecstasy) users: neuropsychological evidence of frontal dysfunction. J Psychopharmacol 20:373-384

175. Quednow BB, Kuhn KU, Hoppe C, Westheide J, Maier W, Daum I Wagner M (2006b). Elevated impulsivity and impaired decision-making cognition in heavy users of MDMA ("Ecstasy"). Psychopharmacology 189:517-30

176. Quinton MS, Yamamoto BK (2006). Causes and consequences of methamphetamine and MDMA toxicity. AAPS J. 8:E337-E347

177. Rabi II, Zacharias JR, Millman S, Kusch P (1938). Milestones in magnetic resonance: a new method of measuring nuclear magnetic moment. J Magn Reson Imaging. 2:131-133

178. Rabi II, Milman S, Kusch P, Zacharias JR (1939). The molecular beam resonance method for measuring nuclear magnetic moments. Phys Rev. 55:526

179. Reneman L, Majoie CB, Habraken JB, den Heeten GJ (2001a). Effects of MDMA ("ecstasy") on the brain in abstinent users: initial observations with diffusion and perfusion MR imaging. Radiology. 220:611-617

180. Reneman L, Majoie CB, Schmand B, van Den BW, den Heeten GJ (2001b). Prefrontal N-acetylaspartate is strongly associated with memory performance in (abstinent) MDMA users: preliminary report. Biol Psychiatry. 50:550-554

181. Reneman L, Majoie CB, Flick H, den Heeten GJ (2002). Reduced N-acetylaspartate levels in the frontal cortex of 3,4-methylenedioxymethamphetamine (MDMA) users: preliminary results. AJNR Am J Neuroradiol. 23:231-237

182. Renshaw PF, Lafer B, Babb SM, Fava M, Stoll AL, Christensen JD, Moore CM, Yurgelun-Todd DA, Bonello CM, Pillay SS, Rothschild AJ, Nierenberg AA, Rosenbaum JF, Cohen BM (1997). Basal ganglia choline levels in depression and response to fluoxetine treatment: an in vivo proton magnetic resonance spectroscopy study. Biol Psychiatry. 41:837-843

183. Reynolds BA, Weiss S (1992). Generation of neurons and atrocytes from isolated cell of the adult mammalian central nervous system. Science. 255:1707

184. Richards LJ, Kilpatrick TJ, Bartlett PF (1992). De novo generation of neuronal cells from adult mouse brain. Proc Natl Acad Sci USA. 89:8591-8595

185. Riehman KS, Iguchi MY, Anglin MD (2002). Depressive symptoms among amphetamine and cocaine users before and after substance abuse treatment Psychol Addict Behav. 16:333-337

186. Rosenberg DR, MacMaster FP, Mirza Y, Smith JM, Easter PC, Banerjee SP, Bhandari R, Boyd C, Lynch M, Rose M, Ivey J, Villafuerte RA, Moore GJ, Renshaw P (2005). Reduced anterior glutamate in pediatric major depression: a magnetic resonance spectroscopy study. Biol Psychiatry. 58:700-704

187. Ross B, Bluml S (2001). Magnetic resonance spectroscopy of the human brain. Anat Rec. 4:54-84

188. Rothe M, Pragst F, Spiegel K, Harrach T, Fischer K, Kunkel J (1997). Hair concentrations and self-reported abuse history of 20 amphetamine and ecstasy users. Forensic Sci In 89:111-128

189. Rothmann RB, Baumann MH, Dersch CM, Romero DV, Rice KC, Carroll FI, Partilla JS (2001). Amphetamine-type central nervous system stimulants release norephinephrine more potently than they release dopamine and serotonin. Synapse. 39:32-41

190. Rutgers DR, Klijn CJ, Kappelle LJ, Grond J (2000). Cerebral metabolic changes in patients with a symptomatik occlusion of the internal carotid artery: a longitudinal 1H magnetic resonance spectroscopy study. J Magn Reson Imaging. 3:279-286

191. Sadzot B, Baraban JM, Glennon RA, Lyon RA, Leonhardt S, Jan CR, Titeler M: Hallucinogenic drug interactions at human braim 5-HT receptoers (1989). Implications for treating LSD-induced hallucinogenesis. Psychopharmocology. 98:495-499

192. Salo R, Nordah TE, Possin K, Leamon M, Gibson DR, Galloway GP, Flynn NM, Henik A, Pfefferbaum A, Sullivan EV (2002). Preliminary evidence of reduced cognitive inhibition in methamphetamine-dependent individuals Psychiatry Res. 111:65-74

193. Salo R, Nordahl TE, Natsuaki Y, Leamon MH, Galloway GP, Waters C, Moore CD, Buonocore MH (2007). Attentional control and brain

metabolite levels in methamphetamin abusers. Biol Psychiatry. 61:1272-1280

194. Schilt T, de Win MM, Koeter M, Jager G, Korf DJ, van den Brink W, Schmand B (2007). Cognition in novice ecstasy users with minimal exposure to other drugs: a prospective cohort study. Arch Gen Psychiatry. 64:728-736.

195. Schirmer T, Auer DP (2000). On the reliability of quantitative clinical magnetic resonance spectroscopy of the human brain. NMR Biomed. 13:28-36

196. Schmidt CJ, Levin JA, Lovenberg W (1987). In vitro and in vivo neurochemical effects of methylenedioxymethamphetamine on striatal monoaminergic systems in the rat brain. Biochem Pharmacol. 36: 747-755

197. Schmidt C, Abbate G, Black C, Taylor V (1990). Selective 5-hydroxytryptamine2 receptor antagonists protect against the neurotoxicity of methylenedioxymethamphetamin in rats. J Pharmacol Exp Ther. 255:478-483

198. Schmoldt A: Pharmakologische und toxische Aspekte. In: Thomasius R: Ecstasy – Wirkungen, Risiken, Interventionen. Stuttgart 1999, Enke Verlag

199. Scholey AB, Parrott AC, Buchanan T, Hefferman TM, Ling J, Rodgers J (2004). Increased intensity of Ecstasy and polydrug usage in the more experienced recreational Ecstasy/MDMA users a WWW Study. Addict Behav. 29:743-752

200. Schuster P, Lieb R, Lamertz, C, Wittchen, HU (1998). Is the Use of Ecstasy and Halluzinogens increasing? Results from a Community Study. Eur Addict Res. 4: 75-82.

201. Seiden LS, Sabol KE (1996). Methamphetamine and methylenedioxymethamphetamine neurotoxicity: possible mechanisms of cell destruction. NIDA Res Monogr. 163: 251-276

202. Seitz D, Widmann U, Seeger U, Nagele T, Klose U, Mann K, Grodd W (1990). Localized proton magnetic resonance spectroscopy of the cerebellum in detoxifying alcoholics. Alcohol Clin Exp Res. 23:158-163

203. Shankaran M, Yamamoto BK, Gudelsky GA (1999). Involvement of the SERT in the formation of hydroxyl radicals induced by 3,4-methylenedioxymethamphetamin. Eur J Pharmacol. 385:103-110

204. Shoida K, Nisijima K, Yshino T, Kuboshima K, Iwamura T, Yui K, Kato S (2008). Risperidone attenuates and reverses hyperthermia induced by 3,4-methylenedioxymethamphetamin (MDMA) in rats. Neurotoxicology. 29:1030-1036

205. Shulgin AT, Nichols DE (1978). Characterization of three new psychomimetics. Pergamon NY

206. Simon SL, Domier C, Carnell J, Brethen P, Rawson R, Ling W (2000). Cognitive impairment in individuals currently using methamphetamine. Am J Addict. 9:222-31

207. Simon SL, Domier CP, Sim T, Richardson K, Rawson RA, Ling W (2002). Cognitive performance of current methamphetamine and cocaine abusers. J Addict Dis. 21:61-74

208. Smith F, Bolier L, Cuijpers P (2004). Cannabis use and the risk of later schizophrenia: a review. Addiciton. 99:425-30

209. Smith LM, Chang L, Yonekura ML, Gilbride K, Kuo J, Poland RE, Walot I, Ernst T (2001). Brain proton magnetic resonance spectros-

copy and imaging in children exposed to cocaine in utero. Pediatrics. 107:227-231

210. Solowij N, Roffman RA, Barbor T, Kadden R, Miller M, Christiansen K, McRee B, Vednedetti,J (2002). Cognitive functioning of long-term heavy cannabis users seeking treatment. JAMA. 287:1123-1131

211. Stumm G, Schlegel J, Schafer T, Wurz C, Mennel H, Krieg J, Vedder H (1999). Amphetamines induce apoptosis and regulation of bcl-x splice variants in neocortical neurons. FASEB J. 13:1065-1072

212. Summers M, Swanton J, Fernando K, Dalton C, Miller DH, Cipolotti L, Ron MA (2008). Cognitive Impairment in Multiple Sclerosis can be predicted by imaging early in the disease. J Neurol Neurosurg Psychiatry. 9:955-8

213. Théberge J, Bartha R, Drost DJ, Menon RS, Malla A, Takhar J, Neufeld RW, Rogers J, Pavlosky W, Schaefer B, Densmore M, Al-Semaan Y, Williamson PC (2002). Glutamate and glutamine measured with 4.0-T proton MRS in never treated patients with schizophrnia and healthy volunteers. Am J Psychiatry. 159:1944-1946

214. Théberge J, Al-Semaan Y, Williamson PC, Menon RS, Neufeld RW, Rajakumar N, Schaefer B, Densmore M, Drost DJ (2003). Glutamate and glutamine in the anterior cingulate and thalamus of medicated patients with chronic schizophrenia and healthy comparison subjects measured with 4.0-T proton MRS. Am J Psychiatry. 160:2231-2233

215. Thomasius R, Zapletalova P, Petersen K, Buchert R, Andresen B, Wartberg L et al (2006). Mood, cognition and serotonin transporter availability in current and former ecstasy (MDMA) users: the longitudinal perspective. J Psychopharmacol. 20:211-225

216. Thompson PM, Hayashi KM, Simon SL, Geaga JA, Hong MS, Sui Y, Lee JY, Toga AW, Ling W, London ED (2004). Structural abnormali-

ties in the brains of human subjects who use methamphetamine. J Neurosci. 24:6028-6036

217. Tossmann P, Boldt S, Tensil MD (2001). The use of drugs within the techno party scene in European metropolitan cities. Eur Addict Res. 7:2-23

218. Touriño C, Zimmer A, Valverde O (2010). THC Prevents MDMA Neurotoxicity in Mice. PLoS One. 5(2):e9143

219. UNDOC: World drug report 2007, United Nations Office on Drugs and Crime, Wien

220. Van der Stelt M, Veldhuis WB, Maccarrone M, Bar PR, Nicolay K, Veldink GA, Di Marzo V, Vliegenthart JF (2002). Acute neuronal injury, excitotoxicity, and the endocannabinoid system. Mol Neurobiol. 26:317-46

221. Van Elst LT, Valerius G, Buchert M, Thiel T, Rusch N, Bubl E, Henning J, Ebert D, Olbrich HM (2005). Increased prefrontal and hippocampal glutamate concentration in schizophrenia: evidence from a magnetic resonance spectroscopy study. Biol Psychiatry. 58:724-730

222. Venkatesh SK, Gupta RK, Pal L, Husain N, Husain M (2001). Spectroscopic increase in choline signal is a nonspecific marker for differentiation of infective/inflammatory from neoplastic lesions of the brain. J Magn Reson Imaging. 1:8-15

223. Viola A, Nicoli F, Denis B, Confort-Gouny S, Le Fur Y, Ranjeva JP, Viout P, Cozzone PJ (2004). High cerebral scyllo-inositol: a new marker of brain metabolism disturbances induced by chronic alcoholism. MGMA. 17:47-61

224. Volkow ND, Chang L, Wang GJ, Fowler JS, Leonido-Yee M, Franceschi D, Sedler MJ, Gatley SJ, Hitzemann R, Ding YS, Logan J, Wong C, Miller EN (2001a). Association of dopamine transporter reduction with psychomotor impairment in methamphetamine abusers. Am J Psychiatry. 158:377-82

225. Volkow ND, Chang L, Wang GJ, Fowler JS, Franceschi D, Sedler MJ, Gatley SJ, Hitzemann R, Ding YS, Wong C, Logan J (2001b). Higher cortical and lower subcortical metabolism in detoxified methamphetamine abusers. Am J Psychiatry. 158:383-389

226. Vollenweider FX, Gamma A, Liechti ME, Huber T (1998). Psychological and cardiovascular effects and short-term sequelae of MDMA ("ecstasy") in MDMA-naïve Healthy volunteers. Neuropsychopharmacolgy. 19:241-251

227. Von Huben SN, Davis SA, Lay CC, Katner SN, Crean RD, Taffe MA (2006). Differential contributions of dopaminergic D1- and D2-like receptors to cognitive function in rhesus monkeys. Psychopharmacology 188:586-96

228. Vythiligam M, Charles HC, Tupler LA, Blitchington T, Kelly L, Krishnan KR (2003). Focal and lateralized subcortical abnormalities in unipolar major depressive disorder: an automated multivoxel proton magnetic resonance spectroscopy study. Biol Psychiatry. 54:744-760

229. Wang GJ, Volkow ND, Chang L, Miller E, Sedler M, Hitzemann R, Zhu W, Logan J, Ma Y, Fowler JS (2004). Partial recovery of brain metabolism in methamphetamine abusers after protracted abstinence Am J Psychiatry. 161:242-8

230. Whitaker-Azmitia PM, Aronson, TA (1989). "Ecstasy"(MDMA)-induced panic. Am J Psychiatry. 146:119

231. White SR, Duffy P, Kalivas PW (1994). Methylenedioxymethamphetamine depresses glutamate-evoked neuronal firing and increases extracellular levels of dopamine and serotonin in the nucleus accumbens in vivo. Neuroscience. 62:41-50

232. Wichems CH, Holingsworth CK, Bennett BA (1995). Release of serotonin induced by 3,4-methylenedioxymethamphetamine (MDMA) and other substituted amphetamines in cultured fetal raphe neurons: further evidence for calcium-independent mechanisms of release. Brain Res. 695:10-18

233. Woods SP, Rippeth JD, Conover E, Gongvatana A, Gonzalez R, Carey CL, Cherner M, Heaton RK, Grant I (2005). Deficient strategic control of verbal encoding and retrieval in individuals with methamphetamine dependence. Neuropsychology. 19:35-43

234. Xie T, Tong L, McLane MW, Hatzidimitriou G, Yuan J, McCann U, Ricaurte GA (2006). Loss of serotonin transpoter protein after MDMA and other ring-substituted amphetamines. Neuropsychopharmacology. 31:2639-2651

235. Yacoubian GS Jr., Boyle C, Harding CA, Loftus EA (2003). It's a rave new world: estimating the prevalence and perceived harm of ecstasy and other drug use among club rave attendees. J Drug Educ. 33:187-96.

236. Yi JH, Hazell AS (2006). Excitotoxic mechanisms and the role of astrocytic glutamate transporters in traumatic brain injury. Neurochem Int. 48:394-403

237. Yücel M, Lubman DI, Harrison BJ, Fornito A, Allen NB, Wellard RM, Roffel K, Clarke K, Wood SJ, Forman SD, Pantelis C (2007). A combined spectroscopic and functional MRI investigation of the dorsal

anterior cingulate region in opiate addiction. Mol Psychiatry. 611, 691-702

238. Zakzanis KK, Young DA (2001). Memory impairment in abstinent MDMA ("Ecstasy") users: a longitudinal investigation. Neurology. 56:966-969

239. Zheng Y, Laverty R (1998). Role of brain nitric oxide in (±)3,4-methylenedioxymethamphetamine (MDMA)-induced neurotoxicity in rats. Brain Res. 795:257-263

7 Verzeichnis der Abbildungen und Tabellen

Abbildung 1 Strukturformeln von MDMA und anderen Substanzen der MDMA-Gruppe und chemische Verwandtschaft mit Stimulanzien und Halluzinogenen 7

Abbildung 2 Patenturkunde Nummer 274350 aus dem Jahr 1912 Verfahren zur Darstellung von Alkyloxyaryl-, Dialkyloxyaryl- und Alkylendioxyarylaminopropanen bzw. deren am Stickstoff monoalkylierten Derivaten (aus Freudenmann et. 2006) 8

Abbildung 3 Verändertes serotonerges Innervationsmuster im mit MDMA behandelten Affenhirn. Darstellung serotonerger Axone in sagittaler Schnittführung im frontalen, parietalen und primär-visuellen Kortex eines Kontrollaffen (A, D und G), eines Affen, der zwei Wochen zuvor mit MDMA behandelt wurde (B, E und H) und eines Affen, der sieben Jahre zuvor behandelt wurde (C, F und I) (aus Hatzidimitriou et al. 1999) 17

Abbildung 4 Lokalisation der ROIs im frontalen Kortex (links) und im Hippokampus (rechts) 47

Abbildung 5 Typisches Signalspektrum aus der vorliegenden Untersuchung nach Fitting mittels LCModel-Analyse 49

Tabelle 1 Soziodemographische Merkmale und Substanzkonsum bei beginnenden und starken Konsumenten (Mittelwerte und Standardabweichung sowie inferenzstatistische Kennwerte) 51

Tabelle 2	Gruppenvergleich der Metaboliten im Hippokampus: Mittelwert und Standardabweichung (mmol/l) sowie t-Wert und korrespondierendes Signifikanzniveau	54
Tabelle 3	Gruppenvergleich der Metaboliten im medialen Frontalkortex: Mittelwert und Standardabweichung (mmol/l) sowie t-Wert und korrespondierendes Signifikanzniveau	55
Tabelle 4	Signifikante Korrelationen zwischen Metabolitenkonzentrationen und Parametern des Cannabiskonsums in der Gesamtstichprobe (n=59)	56
Tabelle 5	Signifikante Korrelationen zwischen Metabolitenkonzentrationen und Parametern des MDMA-Konsums in der Gruppe der starken Konsumenten (n=21)	57
Tabelle 6	Signifikante Korrelationen zwischen Metabolitenkonzentrationen und Parametern des Amphetaminkonsums in der Gruppe der starken Konsumenten (n=21)	58

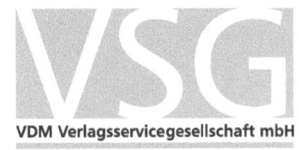

Die VDM Verlagsservicegesellschaft sucht für wissenschaftliche Verlage abgeschlossene und herausragende

Dissertationen, Habilitationen, Diplomarbeiten, Master Theses, Magisterarbeiten usw.

für die kostenlose Publikation als Fachbuch.

Sie verfügen über eine Arbeit, die hohen inhaltlichen und formalen Ansprüchen genügt, und haben Interesse an einer honorarvergüteten Publikation?

Dann senden Sie bitte erste Informationen über sich und Ihre Arbeit per Email an *info@vdm-vsg.de*.

Sie erhalten kurzfristig unser Feedback!

VDM Verlagsservicegesellschaft mbH
Dudweiler Landstr. 99
D - 66123 Saarbrücken

Telefon +49 681 3720 174
Fax +49 681 3720 1749

www.vdm-vsg.de

Die VDM Verlagsservicegesellschaft mbH vertritt

 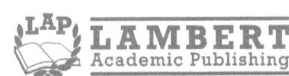 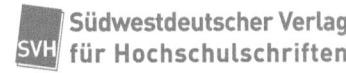

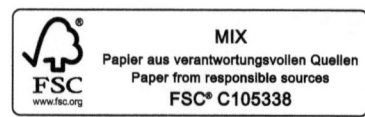

Printed by Books on Demand GmbH, Norderstedt / Germany